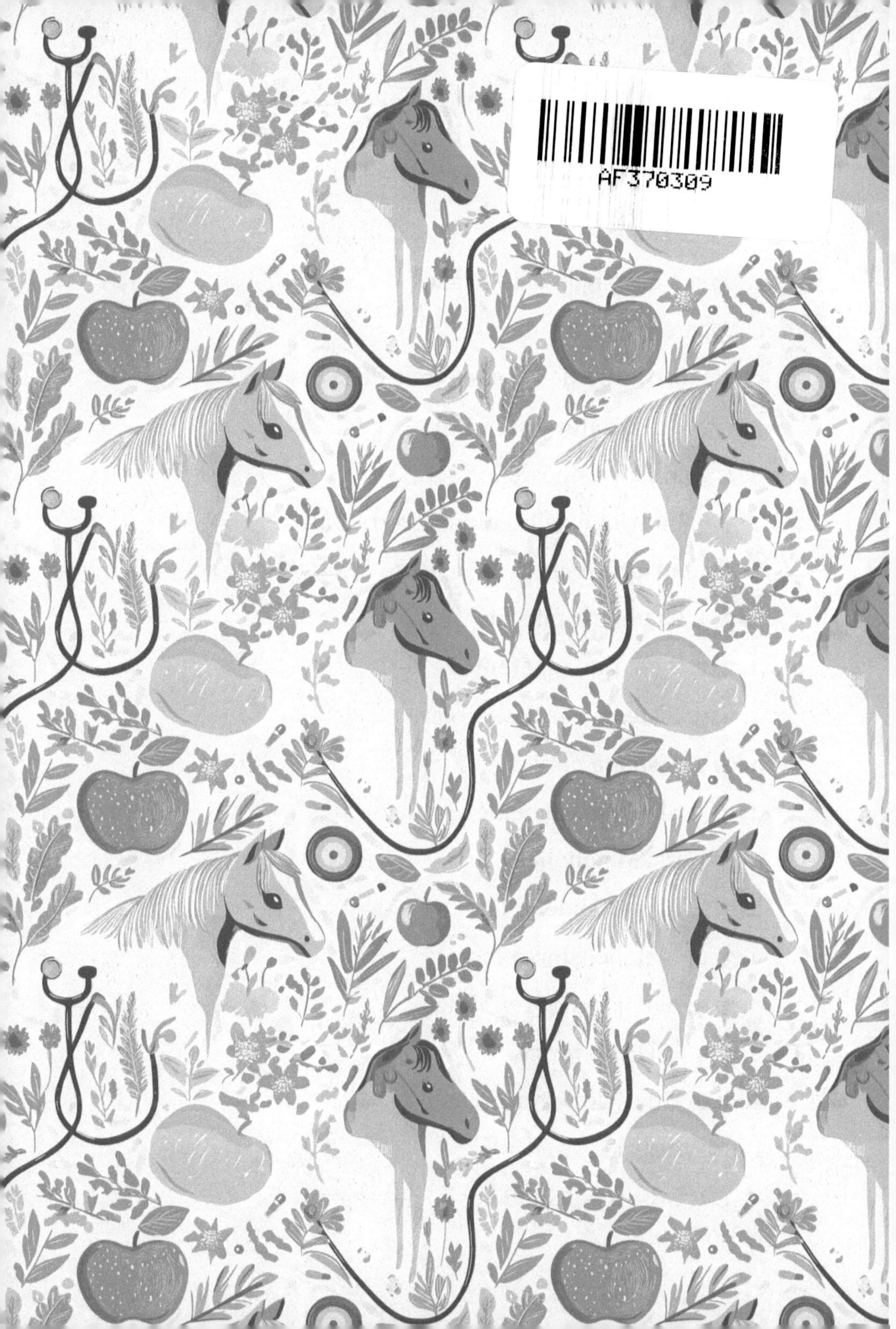

AF370309

Indice

- Colophon

- Introduzione

1. Anatomia e Fisiologia del Cavallo

- 1. 1. Apparato Locomotore

  - 1. 1. 1. Struttura dello scheletro e delle ossa

  - 1. 1. 2. Muscolatura e tendini

  - 1. 1. 3. Meccanismo dello zoccolo

  - 1. 1. 4. Funzione della colonna vertebrale

- 1. 2. Sistemi Organici

  - 1. 2. 1. Organi respiratori

  - 1. 2. 2. Apparato digerente

  - 1. 2. 3. Sistema cardiovascolare

  - 1. 2. 4. Sistema nervoso

  - 1. 2. 5. Sistema ormonale

- 1. 3. Processi Metabolici

  - 1. 3. 1. Bilancio energetico

  - 1. 3. 2. Metabolismo minerale

  - 1. 3. 3. Fabbisogno vitaminico

  - 1. 3. 4. Bilancio idrico

2. Metodi di Guarigione Naturale

- 2. 1. Erboristeria

  - 2. 1. 1. Erbe medicinali per le vie respiratorie

- 2. 1. 2. Erbe digestive
- 2. 1. 3. Piante per rafforzare il sistema immunitario
- 2. 1. 4. Erbe cicatrizzanti
- 2. 2. Fisioterapia
  - 2. 2. 1. Terapia manuale
  - 2. 2. 2. Taping kinesiologico
  - 2. 2. 3. Tecniche di massaggio
- 2. 3. Terapie Alternative
  - 2. 3. 1. Agopuntura
  - 2. 3. 2. Osteopatia
  - 2. 3. 3. Omeopatia
  - 2. 3. 4. Fiori di Bach
- 3. Assistenza Medica di Base
- 3. 1. Farmacia da Scuderia
  - 3. 1. 1. Equipaggiamento di base
  - 3. 1. 2. Materiale per bendaggi
  - 3. 1. 3. Farmaci
  - 3. 1. 4. Disinfettanti
- 3. 2. Primo Soccorso
  - 3. 2. 1. Cura delle ferite
  - 3. 2. 2. Segni di colica
  - 3. 2. 3. Misure di emergenza
- 3. 3. Esami Preventivi

- 3. 3. 1. Controllo dentale
- 3. 3. 2. Profilassi vaccinale
- 3. 3. 3. Sverminazioni
- 3. 3. 4. Cura degli zoccoli

4. Fisiologia dell'Allenamento

- 4. 1. Sviluppo Muscolare
  - 4. 1. 1. Fondamenti dell'allenamento
  - 4. 1. 2. Ginnastica
  - 4. 1. 3. Sviluppo della forza
  - 4. 1. 4. Rigenerazione
- 4. 2. Teoria del Movimento
  - 4. 2. 1. Andature
  - 4. 2. 2. Coordinazione
  - 4. 2. 3. Equilibrio
- 4. 3. Ottimizzazione delle Prestazioni
  - 4. 3. 1. Gestione del carico
  - 4. 3. 2. Pianificazione dell'allenamento
  - 4. 3. 3. Prevenzione degli infortuni
- Fonti
- Fonti delle immagini

Artemis Saage

Salute Equina e Anatomia del Cavallo:
Guida Completa per il Benessere del Destriero

Manuale pratico di anatomia, medicina naturale e fisioterapia per la cura e il trattamento del cavallo, dall'alimentazione alla prevenzione

216 Fonti
64 Foto / Grafica
20 Illustrazioni

Colophon

Saage Media GmbH
c/o SpinLab – The HHL Accelerator
Spinnereistraße 7
04179 Leipzig, Germany
E-Mail: contact@SaageMedia.com
Web: SaageMedia.com
Commercial Register: Local Court Leipzig, HRB 42755 (Handelsregister: Amtsgericht Leipzig, HRB 42755)
Managing Director: Rico Saage (Geschäftsführer)
VAT ID Number: DE369527893 (USt-IdNr.)

Editore: Saage Media GmbH
Pubblicazione: 12.2024
Design della copertina: Saage Media GmbH
ISBN Brossura: 978-3-384-44541-4
ISBN Ebook: 978-3-384-44542-1

Cari lettori,

vi ringrazio di cuore per aver scelto questo libro. Con la vostra scelta mi avete dato non solo la vostra fiducia, ma anche parte del vostro prezioso tempo. Lo apprezzo molto.

La salute del tuo cavallo è la base per successi condivisi e una convivenza armoniosa. Questo manuale pratico unisce solide conoscenze veterinarie a metodi di guarigione naturali comprovati. Dall'anatomia dettagliata dell'apparato locomotore a istruzioni concrete per le misure di pronto soccorso, otterrai una panoramica completa sulla salute equina. Approfitta della combinazione di scoperte della medicina tradizionale con metodi di trattamento alternativi come la fitoterapia e il kinesiotaping. Il libro fornisce conoscenze pratiche per la prevenzione e il trattamento di disturbi comuni - dalla costruzione muscolare al supporto mirato dell'apparato locomotore. Con questa guida svilupperai una comprensione più profonda delle interrelazioni fisiche del tuo cavallo e potrai riconoscere i problemi di salute in modo più tempestivo. Rafforza la tua competenza nella cura dei cavalli e costruisci una preziosa base di conoscenze per la cura ottimale del tuo partner a quattro zampe.

Vi auguro ora una lettura stimolante e illuminante. Se avete suggerimenti, critiche o domande, apprezzo il vostro feedback. Solo attraverso uno scambio attivo con voi lettori le future edizioni e opere potranno diventare ancora migliori. Restate curiosi!

Artemis Saage
Saage Media GmbH

- support@saagemedia.com
- Spinnereistraße 7 - c/o SpinLab – The HHL Accelerator, 04179 Leipzig, Germany

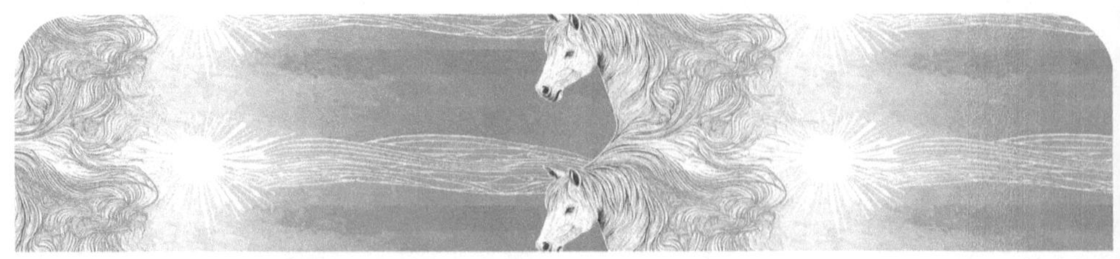

Introduzione

Per offrirvi la migliore esperienza di lettura possibile, desideriamo familiarizzarvi con le caratteristiche principali di questo libro. I capitoli sono disposti in ordine logico, permettendovi di leggere il libro dall'inizio alla fine. Allo stesso tempo, ogni capitolo e sottocapitolo è stato concepito come un'unità indipendente, così potete anche leggere selettivamente sezioni specifiche di particolare interesse. Ogni capitolo si basa su un'accurata ricerca ed è corredato di riferimenti completi. Tutte le fonti sono direttamente collegate, permettendovi di approfondire l'argomento se interessati. Anche le immagini integrate nel testo includono appropriate citazioni delle fonti e collegamenti. Una panoramica completa di tutte le fonti e dei crediti delle immagini si trova nell'appendice collegata. Per trasmettere efficacemente le informazioni più importanti, ogni capitolo si conclude con un riassunto conciso. I termini tecnici sono sottolineati nel testo e spiegati in un glossario collegato posto direttamente sotto. Per un rapido accesso ai contenuti online aggiuntivi, puoi scansionare i codici QR con il tuo smartphone.

Materiali bonus aggiuntivi sul nostro sito web
Sul nostro sito web mettiamo a disposizione i seguenti materiali esclusivi:

- Contenuti bonus e capitoli aggiuntivi
- Un riepilogo complessivo compatto
- Un file PDF con tutti i riferimenti
- Ulteriori consigli di lettura

Il sito web è attualmente in costruzione.

SaageBooks.com/it/salute_equina-bonus-IEA4FS

1. Anatomia e Fisiologia del Cavallo

ome funziona il corpo di un cavallo e cosa lo rende così speciale? Questa domanda interessa sia i proprietari di cavalli che i veterinari e gli scienziati. L'organismo del cavallo è un affascinante intreccio di diversi sistemi: dall'imponente apparato locomotore, passando per il sistema digestivo altamente specializzato, fino ad arrivare al delicato sistema ormonale. Mentre l'evoluzione ha plasmato il cavallo come un animale da fuga resistente, oggi poniamo richieste completamente diverse ai nostri partner a quattro zampe. Che si tratti di un cavallo sportivo, di un compagno per il tempo libero o di un cavallo da terapia, comprendere le basi anatomiche e fisiologiche è essenziale per una gestione, un addestramento e una cura medica adeguati. Come reagisce il corpo del cavallo a diverse sollecitazioni? Quale ruolo giocano gli ormoni e i processi metabolici per la salute e le prestazioni? E come possiamo prevenire le malattie? Le risposte a queste domande si trovano nell'analisi dettagliata dei vari sistemi organici e delle loro interazioni. Solo chi comprende le basi può riconoscere precocemente i segni di malattia e reagire in modo appropriato. I capitoli seguenti offrono una panoramica approfondita della complessa anatomia e fisiologia del cavallo, dalle basi alle attuali scoperte scientifiche. Questa conoscenza costituisce il fondamento per tutti gli altri aspetti della salute equina.

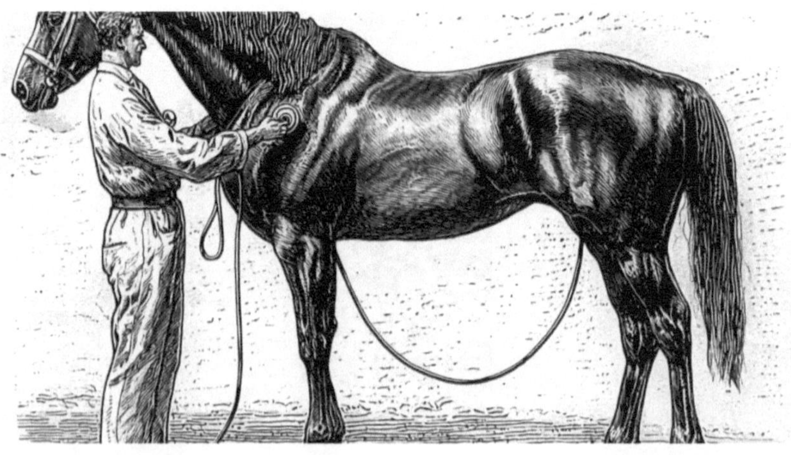

1. 1. Apparato Locomotore

l sistema locomotore del cavallo è un sistema altamente complesso composto da ossa, muscoli, tendini e legamenti, che si è perfettamente adattato alle esigenze di un animale da fuga nel corso di milioni di anni. Come riescono questi animali di circa 500 kg a muoversi in modo sia potente che elegante? Quali meccanismi consentono loro di pascolare per ore e, nel momento successivo, di fuggire a grande velocità? Le risposte risiedono nella particolare costruzione del sistema locomotore equino: dal sofisticato meccanismo dello zoccolo, alla colonna vertebrale elastica, fino ai potenti muscoli e tendini. Comprendere queste interrelazioni anatomiche e fisiologiche è fondamentale per chiunque lavori con i cavalli, sia come proprietario, allenatore o terapeuta. Solo chi conosce il funzionamento del sistema locomotore può riconoscere precocemente i problemi e prevenire attraverso misure adeguate. I seguenti capitoli esaminano in dettaglio i singoli componenti del sistema locomotore e mostrano quanto sia stretto il loro interazione per la salute del cavallo.

„Le malattie muscoloscheletriche sono la diagnosi più comune in medicina equina, con processi di guarigione che spesso non portano a una completa rigenerazione, ma alla formazione di tessuto cicatriziale di scarsa qualità.“

1. 1. 1. Struttura dello scheletro e delle ossa

o scheletro del cavallo è un esempio affascinante di perfetta adattabilità alla velocità e alla forza. La struttura ossea è particolarmente ricca di <u>collagene</u>, una proteina che conferisce all'osso sia stabilità che una certa elasticità [s1]. Questa composizione speciale consente ai cavalli di assorbire enormi sollecitazioni durante il movimento. I proprietari dovrebbero quindi prestare particolare attenzione a una fornitura equilibrata di calcio, specialmente nella fase di crescita dei giovani cavalli, poiché ciò costituisce la base per uno sviluppo osseo sano. La struttura del collagene nell'osso del cavallo cambia notevolmente nel corso della vita. Nei giovani cavalli, si osserva un'organizzazione molto densa e altamente strutturata delle fibrille di collagene, che diventa più sciolta e meno strutturata con l'età [s1]. Questo spiega perché i cavalli più anziani siano spesso più suscettibili a problemi ossei e debbano essere addestrati con maggiore cautela. Un componente particolarmente importante dell'apparato locomotore è la cartilagine articolare (AC), che riveste le estremità delle articolazioni [s2]. Questa cartilagine speciale è composta da tre zone, ognuna delle quali svolge funzioni diverse. La zona superficiale consente movimenti a bassa frizione grazie a fibrille di collagene disposte parallelamente. Sotto di essa si trova la zona intermedia con fibre orientate casualmente, mentre nella zona profonda le fibrille sono disposte perpendicolarmente alla superficie articolare. Questa architettura sofisticata, nota anche come <u>architettura di Benninghoff</u>, si sviluppa durante la fase di maturazione del cavallo [s2]. Il <u>sospensore</u>, un legamento tendineo evoluto dal muscolo interosseo medio, gioca un ruolo centrale nella stabilizzazione dell'articolazione del garretto [s3]. Esso previene un'eccessiva iperestensione ed è quindi essenziale per la salute degli arti. È interessante notare che la percentuale di muscolo nel sospensore differisce tra gli arti anteriori e posteriori, con gli anteriori che presentano un'organizzazione muscolare a forma di C e i posteriori una disposizione muscolare lineare [s3]. Per i trainer è importante sapere che i Standardbred hanno una percentuale di muscolo nel sospensore superiore rispetto ai purosangue, il che dovrebbe essere considerato nella pianificazione dell'allenamento. Le proprietà biomeccaniche della cartilagine articolare sono strettamente legate alla sua composizione [s2]. Durante il movimento, la cartilagine distribuisce e riduce le sollecitazioni che si verificano. Per svolgere questa funzione in modo ottimale, essa contiene, oltre al collagene, anche proteoglicani e condrociti. I cavalieri dovrebbero quindi prestare particolare attenzione a una pianificazione progressiva dell'allenamento, poiché la struttura cartilaginea si sviluppa completamente solo durante la maturazione. Per la pratica, ciò significa che, soprattutto nella formazione dei giovani cavalli, è necessario prestare attenzione a un aumento graduale del carico, per dare al tessuto osseo e cartilagineo il tempo di adattarsi. Un movimento regolare, ma moderato, è più importante di sessioni di allenamento intensive. Nei cavalli più anziani, la stabilità decrescente della struttura del collagene dovrebbe essere considerata attraverso un allenamento adeguato e, se necessario, misure di supporto come integratori articolari. Il mantenimento della salute dell'apparato locomotore richiede inoltre un'alimentazione equilibrata con sufficiente apporto di minerali e oligoelementi. Soprattutto nelle fasi di crescita e nei cavalli più anziani, un apporto adeguato di sostanze che favoriscono la formazione ossea è essenziale per mantenere la salute dello scheletro.

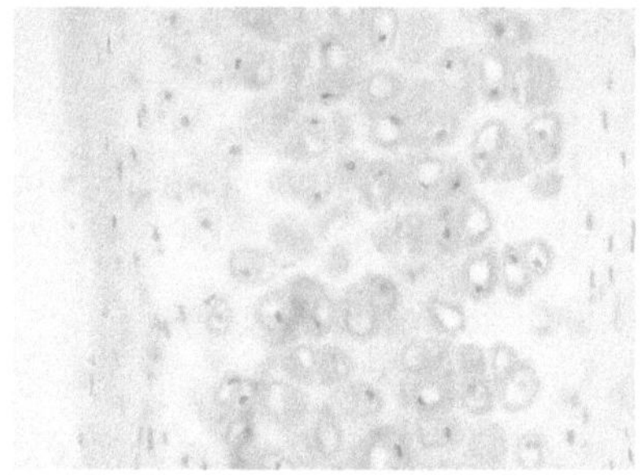

Chondrozyten [i1]

Glossario

Architettura di Benninghoff

Un principio costruttivo tridimensionale della cartilagine articolare, che garantisce una distribuzione ottimale della pressione e stabilità grazie alla sua particolare disposizione delle fibre.

Collagene

Una proteina fibrosa che è la principale proteina strutturale nel corpo e costituisce circa il 30% della proteina totale. È principalmente responsabile della resistenza alla trazione dei tessuti.

Condrocita

Cellule specializzate che vivono in piccole cavità nel tessuto cartilagineo e sono responsabili della produzione e del mantenimento della sostanza cartilaginea.

Proteoglicano

Molecole complesse composte da proteine e catene di zucchero, che possono legare l'acqua come una spugna, conferendo elasticità e resistenza alla pressione ai tessuti.

Sospensore

Conosciuto anche come portante del garretto, è composto da tessuto elastico ed è responsabile dell'assorbimento degli urti della gamba del cavallo ad ogni passo.

1. 1. 2. Muscolatura e tendini

a muscolatura e il tessuto tendineo del cavallo formano un sistema complesso, fondamentale per il movimento, la forza e le prestazioni. In particolare, i <u>muscoli paraspinali</u> lungo la colonna vertebrale giocano un ruolo centrale per la salute della schiena e possono essere sovraccaricati a causa di infortuni agli arti o alla colonna vertebrale [s4]. Questo evidenzia la stretta connessione tra diverse aree del corpo nel sistema locomotore del cavallo. Le malattie muscoloscheletriche rappresentano la diagnosi più comune in medicina equina [s5]. È particolarmente problematico che i processi di guarigione spesso non portino a una rigenerazione completa, ma si sviluppi un tessuto cicatriziale di scarsa qualità. Ciò spiega l'alta incidenza di infortuni ricorrenti e sottolinea l'importanza delle misure preventive. I proprietari di cavalli dovrebbero quindi prestare particolare attenzione ai primi segni di limitazioni nei movimenti o cambiamenti comportamentali che possano indicare problemi muscolari. Lo sviluppo e il mantenimento in salute del <u>sistema muscoloscheletrico</u> sono influenzati in modo significativo dal fattore di trascrizione <u>Sox9</u> [s6]. Questo fattore regola lo sviluppo di muscoli, tendini e ossa. Una carenza di espressione di Sox9 può portare a uno sviluppo insufficiente di questi tessuti. Nella pratica, ciò significa che, soprattutto nella crescita e nell'addestramento dei giovani cavalli, è necessario prestare attenzione a uno sviluppo equilibrato di tutte le strutture. Una programmazione sistematica dell'allenamento con adeguate fasi di recupero è essenziale. Nella diagnosi e nel trattamento dei disturbi muscoloscheletrici, la chiropratica si è affermata come un metodo complementare efficace [s7]. Può aiutare a ripristinare il normale movimento articolare e a rilassare la muscolatura tesa. I proprietari dovrebbero prestare attenzione alle qualifiche del chiropratico scelto e far eseguire il trattamento sempre in consultazione con il veterinario curante. Le disfunzioni vertebrali si manifestano spesso con dolori locali e tensioni muscolari [s4]. Un segno tipico è la limitata mobilità di determinate parti del corpo. I cavalieri possono spesso notare questo attraverso un movimento asimmetrico o resistenza in determinate esercitazioni. In tali casi, è indicata un'accurata valutazione da parte di un professionista per evitare danni cronici.

L'alta incidenza di infortuni muscoloscheletrici non riguarda solo i cavalli sportivi, ma anche quelli da tempo libero [s5]. Per prevenirli, è importante prestare attenzione a un carico equilibrato. Ciò significa concretamente:
- Allenamento regolare, ma moderato
- Adeguate fasi di riscaldamento e raffreddamento
- Variazione delle sessioni di allenamento
- Controllo regolare dell'attrezzatura per una corretta vestibilità
- Condizioni del terreno adeguate durante l'allenamento

I meccanismi di rigenerazione dei tessuti, ancora non completamente compresi [s5], evidenziano quanto sia importante la prevenzione. Una gestione dell'allenamento ben pianificata, che tenga conto delle esigenze individuali e del livello di addestramento del cavallo, è la chiave per il successo. Dovrebbero essere pianificati anche controlli regolari da parte di professionisti qualificati per identificare e trattare tempestivamente potenziali problemi.

Glossario

paraspinale
Indica i muscoli che si trovano ai lati della colonna vertebrale, importanti per la stabilizzazione e il movimento della colonna

muscoloscheletrico
Si riferisce all'interazione tra muscoli, ossa, tendini, legamenti e articolazioni come unità funzionale

Sox9
Una proteina che funge da interruttore genetico e regola in particolare la formazione di tessuti cartilaginei e ossei durante lo sviluppo embrionale

1. 1. 3. Meccanismo dello zoccolo

l meccanismo dello zoccolo del cavallo è un esempio affascinante di perfetta adattabilità a carichi elevati. Come sistema biomeccanico complesso, lo zoccolo è composto da diverse strutture che, lavorando insieme, possono assorbire grandi forze e utilizzare energia per il movimento in avanti [s8]. La parete esterna dello zoccolo, priva di vasi sanguigni o nervi, sostiene il peso del cavallo e protegge le strutture interne [s9]. È rivestita da uno strato protettivo speciale che previene l'eccessiva evaporazione dell'umidità. In assenza di questo strato, possono insorgere secchezza e crepe - un problema comune nei cavalli domestici. I proprietari di cavalli dovrebbero quindi controllare regolarmente l'equilibrio idrico degli zoccoli e utilizzare prodotti per la cura degli zoccoli adeguati, se necessario. Un elemento centrale del meccanismo dello zoccolo è l'espansione e la contrazione dello zoccolo durante il movimento [s10]. Ad ogni impatto, lo zoccolo si espande lateralmente, grazie al cuscinetto digitale e alla cartilagine laterale. Questa flessibilità è essenziale per l'assorbimento degli urti. Nella pratica, ciò significa che ferri troppo stretti o rigidi possono limitare questo movimento naturale. I maniscalchi dovrebbero tenere conto di questo nella scelta e nell'applicazione dei ferri. Il rancho gioca un ruolo particolare nel meccanismo dello zoccolo [s8]. Non solo assorbe gli urti, ma supporta anche la circolazione sanguigna dello zoccolo. La pressione sul rancho comprime i vasi sanguigni, agendo come una pompa naturale e stimolando la circolazione del sangue nella gamba [s11]. Un rancho sano e ben sviluppato è quindi importante per la salute complessiva dello zoccolo. I proprietari di cavalli dovrebbero prestare attenzione nella cura degli zoccoli affinché il rancho non venga né eccessivamente accorciato né danneggiato da lettiere costantemente umide. Studi scientifici hanno dimostrato che lo zoccolo non ferrato assorbe meglio le vibrazioni rispetto a quello ferrato [s12]. Ferrando si riduce l'assorbimento naturale e si aumenta la trasmissione delle vibrazioni alla prima _falange_. Ciò sottolinea l'importanza di una valutazione attenta su se e come un cavallo debba essere ferrato. Metodi alternativi come le scarpe per zoccoli possono essere un'opzione sensata in alcuni casi. La crescita dello zoccolo è normalmente di circa 0,6-1 cm al mese [s13]. È interessante notare che esperimenti con piastre vibranti a corpo intero hanno dimostrato che queste non possono accelerare significativamente la crescita dello zoccolo [s11]. Nella pratica, ciò significa che la cura regolare degli zoccoli ogni 6-8 settimane è ottimale per la maggior parte dei cavalli. La suola dello zoccolo forma una barriera protettiva importante tra il suolo e le strutture interne [s14]. Il margine coronale, responsabile della crescita della parete dello zoccolo, è fortemente vascolarizzato e dovrebbe essere protetto da lesioni. La parete interna dello zoccolo con le sue <u>lamelle</u> garantisce una connessione stabile tra la parete dello zoccolo e l'osso dello zoccolo - una separazione di questa connessione può portare a gravi problemi [s13].

Per i proprietari di cavalli è importante comprendere che il meccanismo dello zoccolo può funzionare in modo ottimale solo se tutti i componenti sono sani e possono lavorare naturalmente. Ciò significa nella pratica:
- Cura professionale regolare degli zoccoli
- Movimento adeguato su diverse superfici
- Lettiera pulita e asciutta
- Alimentazione equilibrata per una crescita sana dell'unghia
- Controllo regolare per segni di problemi come crepe o marciume

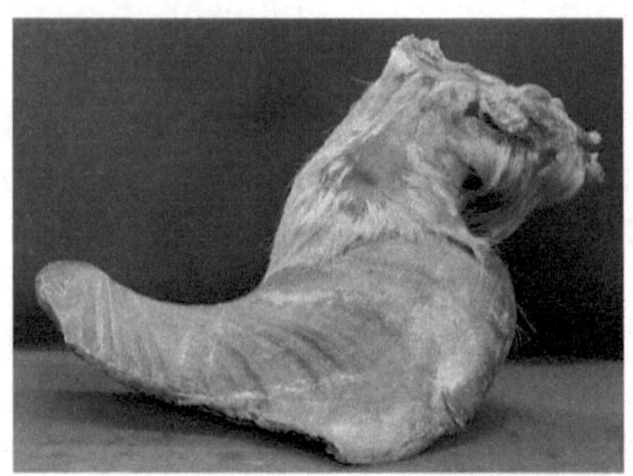

Crescita dello zoccolo [i2]

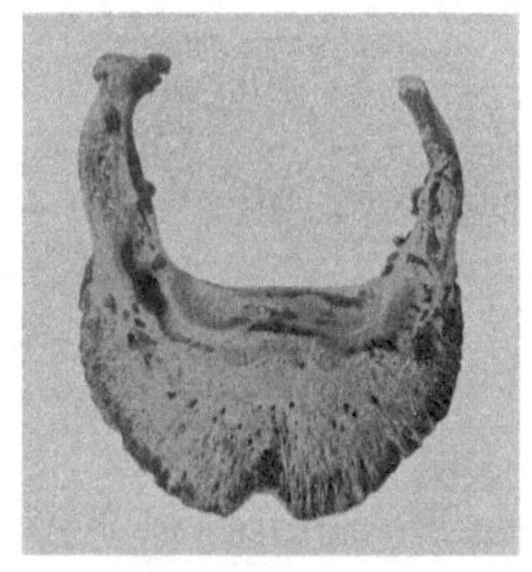

Hufpflege [i3]

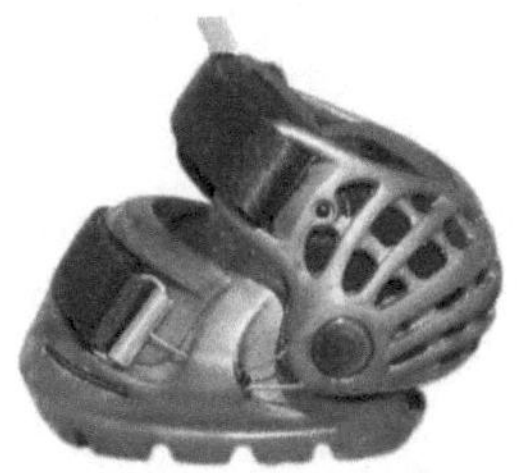

Scarpette per zoccoli [i4]

Glossario

Falange

Un osso dell'arto nel cavallo, che fa parte delle ossa delle dita. Il cavallo ha tre falangi per gamba, che insieme ad altre ossa formano l'apparato terminale delle dita.

Lamella

Strutture tissutali a forma di foglia nello zoccolo, disposte come dita che si incastrano e che garantiscono il supporto stabile dell'osso dello zoccolo nella capsula cornea.

1. 1. 4. Funzione della colonna vertebrale

a colonna vertebrale del cavallo è un capolavoro dell'evoluzione e svolge simultaneamente diverse funzioni vitali. Con i suoi cinque segmenti caratteristici - 7 vertebre cervicali, 18 vertebre toraciche, 6 vertebre lombari, 5 vertebre sacrali e un numero variabile di vertebre caudali - forma l'organo centrale dell'apparato locomotore [s15]. La sua importanza va ben oltre la semplice funzione di sostegno. Uno dei compiti più importanti della colonna vertebrale è la protezione del midollo spinale, da cui viene coordinata l'innervazione dell'intero corpo [s15]. Le diverse forme e orientamenti delle singole vertebre consentono un'interazione complessa di vari tipi di movimento. Per i cavalieri è importante comprendere che la mobilità lungo la colonna vertebrale non è distribuita uniformemente: la regione cervicale presenta la massima flessibilità, mentre la regione lombare è significativamente meno mobile [s16]. I profondi <u>muscoli juxta-vertebrali</u> svolgono un ruolo cruciale nella stabilità della colonna vertebrale. Questi muscoli altamente innervati circondano diverse vertebre consecutive e consentono un continuo adattamento della posizione della colonna vertebrale [s16]. Nella pratica, ciò significa che una muscolatura dorsale ben sviluppata è essenziale per la salute della colonna vertebrale. I cavalieri dovrebbero quindi prestare particolare attenzione a una ginnastica equilibrata di questi gruppi muscolari. Particolarmente interessante è il sofisticato sistema di legamenti della colonna vertebrale. Esso consente al cavallo di abbassare la testa senza dover continuamente impiegare forza muscolare [s16]. Questo spiega perché i cavalli possono pascolare in modo rilassato con la testa abbassata per lunghi periodi. Allo stesso tempo, questo sistema di legamenti fornisce una connessione biomeccanica tra anteriore e posteriore. Studi scientifici hanno dimostrato che i movimenti della colonna vertebrale tra linea retta e curva differiscono notevolmente. Lavorando su un cerchio, la flessione laterale della colonna vertebrale aumenta di circa 3,6-3,75° [s17]. Questa scoperta è particolarmente rilevante per l'allenamento: i cavalieri dovrebbero prestare attenzione a allenare entrambe le mani in modo equilibrato per evitare sovraccarichi unilaterali.

La colonna lombare merita particolare attenzione, poiché deve garantire sia stabilità che flessibilità. Le cinque vertebre mobili consentono movimenti in diversi piani, mentre i dischi intervertebrali tra le vertebre fungono da ammortizzatori naturali [s18]. Per la pratica dell'allenamento, ciò significa che esercizi per la mobilizzazione e la stabilizzazione di questa regione sono particolarmente importanti. I <u>movimenti dorsoventrali</u> delle

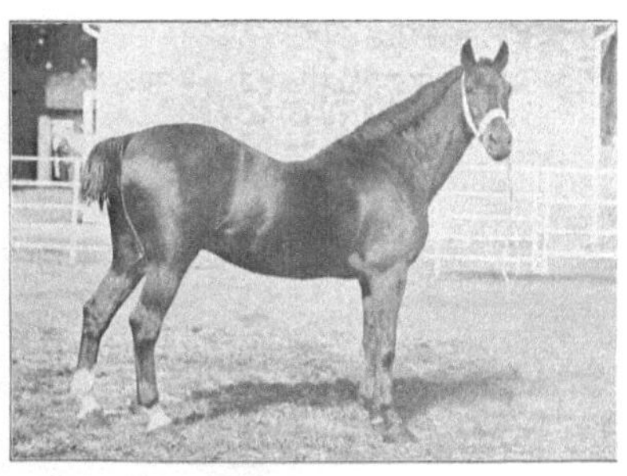

colonna lombare [i5]

<u>articolazioni intervertebrali toracolombari</u> seguono un modello di movimento specifico, che può essere descritto come rotazione attorno al centro del <u>corpo vertebrale caudale</u> [s19]. Questa scoperta biomeccanica aiuta a comprendere i problemi alla schiena e la loro prevenzione mirata.

Per i proprietari di cavalli e gli allenatori, ne derivano importanti conseguenze pratiche:
- Controllo regolare della muscolatura dorsale per tensioni
- Costruzione sistematica della capacità di sostegno attraverso un allenamento adeguato
- Lavoro equilibrato su entrambe le mani
- Integrazione di esercizi di stretching nell'allenamento quotidiano
- Considerazione delle limitazioni individuali di mobilità
- Controllo regolare da parte di professionisti qualificati

La salute della colonna vertebrale richiede una profonda comprensione della sua funzione e una progettazione dell'allenamento adeguata. Solo quando tutte le strutture coinvolte - ossa, muscoli, legamenti e nervi - collaborano in modo ottimale, il cavallo può sviluppare la sua piena capacità prestazionale e rimanere sano a lungo termine.

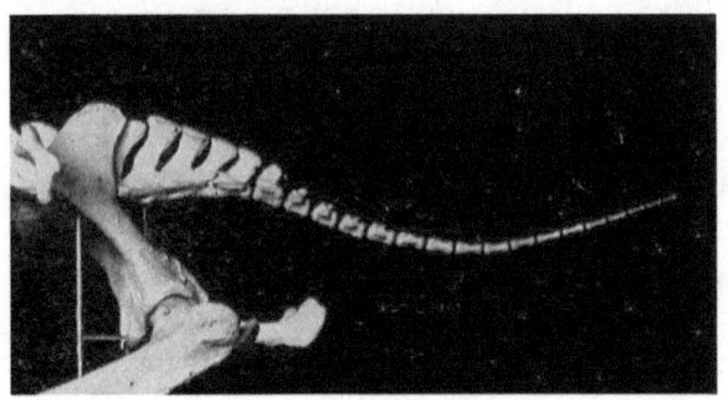

kaudalen Wirbelkörpers [i6]

Glossario

toracolombare

Si riferisce all'area di transizione tra la colonna toracica e quella lombare. Questa zona è particolarmente rilevante per la trasmissione della forza tra anteriore e posteriore.

caudale

Denominazione anatomica per 'situato verso la coda'. Nella colonna vertebrale indica la direzione verso il retro, verso la coda del cavallo.

dorsoventrale

Descrive la direzione dalla schiena (dorsale) all'addome (ventrale) o viceversa. Questo asse di movimento è particolarmente importante per il movimento su e giù della schiena del cavallo.

juxta-vertebrale

Indica strutture che si trovano direttamente accanto alla colonna vertebrale. Questa denominazione anatomica deriva dal latino, dove 'juxta' significa 'accanto' o 'vicino a'.

Riepilogo - 1. 1. Apparato Locomotore

- Il collagene nell'osso del cavallo mostra una disposizione altamente organizzata delle fibrille nei giovani animali, che diventa più allentata con l'età.

- La cartilagine articolare è strutturata in tre zone funzionali, disposte secondo l'architettura di Benninghoff.

- Il sospensore presenta una percentuale muscolare più alta nei Standardbred rispetto ai purosangue.

- I muscoli paravertebrali possono essere sovraccaricati a causa di infortuni agli arti o alla colonna vertebrale.

- Il fattore di trascrizione Sox9 regola in modo significativo lo sviluppo di muscoli, tendini e ossa.

- La parete del piede non ferrato assorbe meglio le vibrazioni rispetto a quella ferrata.

- Il ranuncolo funge da pompa naturale per la circolazione sanguigna nella gamba.

- Le piastre di vibrazione a corpo intero non hanno un'influenza significativa sulla crescita degli zoccoli.

- I muscoli juxta-vertebrali consentono un adattamento continuo della posizione della colonna vertebrale.

- Lavorando su un cerchio, la flessione laterale della colonna vertebrale aumenta di 3,6-3,75°.

- I movimenti dorsoventrali delle articolazioni intervertebrali toraco-lombari ruotano attorno al centro del corpo vertebrale caudale.

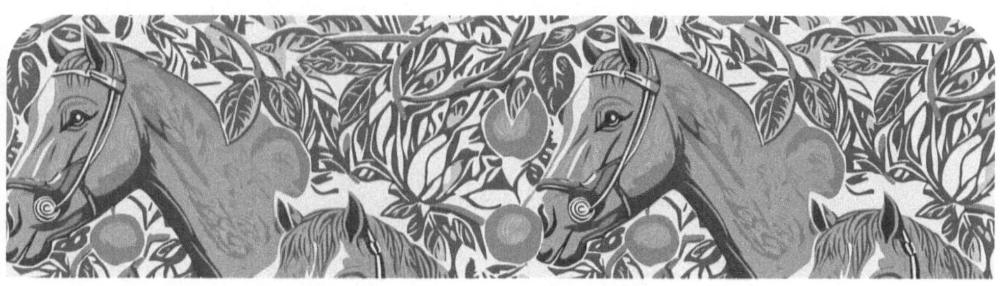

1. 2. Sistemi Organici

complessi sistemi organici del cavallo costituiscono la base per la sua notevole capacità di prestazione e salute. Ma come lavorano insieme questi diversi sistemi? Quali adattamenti specifici si sono sviluppati nel corso dell'evoluzione? E quale significato hanno queste peculiarità per la cura quotidiana e l'addestramento? Dalla respirazione unica come respiratore nasale obbligato, passando per il tratto digestivo altamente specializzato, fino al potente sistema cardiovascolare - ogni sistema organico svolge compiti specifici e interagisce costantemente con gli altri sistemi. Il sistema nervoso coordina questi processi complessi, mentre il sistema ormonale si occupa della fine regolazione delle diverse funzioni corporee. La comprensione di questi sistemi organici e delle loro interrelazioni non è solo rilevante per i veterinari, ma costituisce la base per un allevamento adeguato e una efficace prevenzione della salute. I seguenti paragrafi esaminano in dettaglio i singoli sistemi organici e mostrano come questa conoscenza possa essere utilizzata nella pratica.

„*Come respiratori nasali obbligati, i cavalli possono respirare esclusivamente attraverso il naso, poiché il percorso tra bocca e polmoni è anatomicamente bloccato.*"

1. 2. 1. Organi respiratori

l sistema respiratorio del cavallo è un sistema organico altamente complesso e performante, responsabile dell'apporto di ossigeno vitale al corpo e dell'espulsione di anidride carbonica [s20]. In quanto respiratori nasali obbligati, i cavalli possono respirare esclusivamente attraverso il naso, poiché il percorso tra bocca e polmoni è anatomicamente bloccato - una funzione protettiva importante che impedisce il passaggio del cibo nei polmoni [s21]. Il tratto respiratorio si divide in una parte superiore e una inferiore [s22]. Il tratto respiratorio superiore inizia con le narici, che grazie alla loro struttura cartilaginea mobile consentono un'ottimale assunzione d'aria, specialmente durante sforzi intensi [s20]. I proprietari di cavalli dovrebbero quindi prestare attenzione alla mobilità illimitata delle narici durante l'esame dei loro animali. L'aria inspirata passa successivamente attraverso le cavità nasali con le loro concha nasali, i seni paranasali, il <u>nasofaringe</u> e la laringe [s23]. Nella cavità nasale, l'aria respirata viene riscaldata, umidificata e filtrata dalla mucosa altamente vascolarizzata [s24]. Questa preparazione dell'aria respirata è essenziale per la salute delle delicate strutture polmonari. I proprietari di stalle dovrebbero quindi prestare attenzione a un ambiente povero di polvere e a una buona ventilazione, per non sovraccaricare i meccanismi naturali di pulizia. Il tratto respiratorio inferiore è composto dalla trachea (<u>trachea</u>) e dai polmoni [s23]. La trachea è un tubo flessibile costituito da anelli cartilaginei, che si ramifica nei bronchi [s20]. Questa struttura può tendere al collasso durante l'inspirazione forzata, motivo per cui è essenziale una visita veterinaria in caso di problemi respiratori.

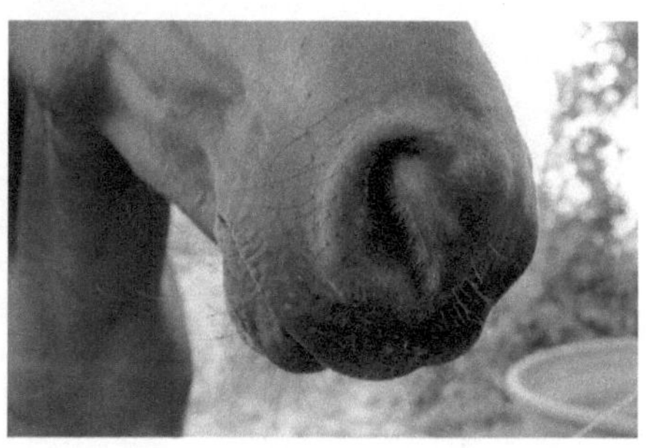

Narici [i7]

La funzione principale del polmone è lo scambio gassoso negli <u>alveoli</u>, dove l'ossigeno viene assorbito nel sangue e l'anidride carbonica viene espulsa [s20]. Questa funzione è particolarmente cruciale per le prestazioni sportive. I cavalieri dovrebbero quindi considerare sempre possibili problemi respiratori in caso di calo delle prestazioni dei loro cavalli. Le malattie respiratorie possono manifestarsi attraverso vari sintomi: rumori respiratori,

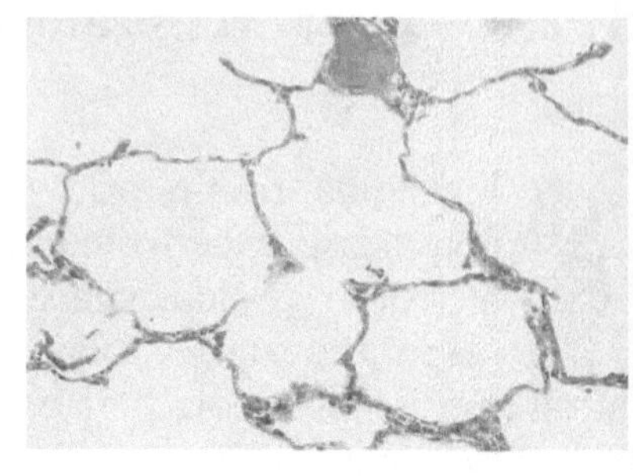

alveoli [i8]

debolezza nelle prestazioni, secrezione nasale, alito cattivo, gonfiori nel viso o nel collo, perdita di appetito, aumento della temperatura corporea e aumento della frequenza respiratoria sono segnali di allerta importanti [s22]. In presenza di tali segni, è necessario consultare immediatamente un veterinario, che può utilizzare vari metodi diagnostici come radiografia digitale, ecografia o endoscopia [s22]. Le malattie possono essere di natura infettiva (virale o batterica) o non infettiva [s23]. Pertanto, misure preventive come vaccinazioni regolari, igiene ottimale della stalla e ventilazione adeguata sono di grande importanza. I proprietari dovrebbero anche prestare attenzione a lettiere prive di polvere e fieno di alta qualità e povero di polvere. La muscolatura respiratoria, composta dal diaframma e dai muscoli intercostali, è controllata dal sistema nervoso autonomo [s20]. Una frequenza respiratoria sana a riposo per i cavalli adulti è di 8-16 atti respiratori al minuto. I proprietari di cavalli dovrebbero controllare regolarmente questa frequenza, poiché deviazioni possono fornire indicazioni precoci su problemi di salute.

Glossario

Alveolo

Piccole sacche d'aria microscopiche a forma di grappolo con una
superficie totale di circa 2500 metri quadrati nel cavallo adulto

Nasofaringe

Uno spazio di connessione importante tra naso e faringe, lungo circa
15 cm nel cavallo e dotato di una particolare rivestimento mucoso

Trachea

Un tratto respiratorio lungo circa 70-80 cm nel cavallo adulto,
composto da 50-60 anelli cartilaginei a forma di ferro di cavallo

1. 2. 2. Apparato digerente

'apparato digerente del cavallo è un sistema altamente specializzato, ottimizzato per la digestione di alimenti vegetali. In quanto erbivori e fermentatori del cieco, i cavalli presentano peculiarità anatomiche e fisiologiche che consentono un'efficace utilizzazione di alimenti ricchi di fibre [s25]. La digestione inizia già nella bocca, dove labbra mobili e robuste e denti specializzati catturano e sminuzzano il cibo [s25]. I proprietari di cavalli dovrebbero quindi effettuare controlli dentali regolari, poiché problemi dentali possono compromettere significativamente l'assunzione di cibo. Il cibo sminuzzato viene trasportato attraverso l'esofago nello stomaco relativamente piccolo, che ha una capacità di soli 8-16 litri [s26]. Questa limitata capacità richiede una strategia alimentare adeguata: invece di poche grandi porzioni, dovrebbero essere offerte più piccole porzioni distribuite durante la giornata per prevenire disturbi digestivi [s27]. Nello stomaco inizia la digestione enzimatica, supportata da strutture speciali come ghiandole sottomucose lungo la curvatura maggiore [s28]. L'intestino tenue, composto da duodeno, jejunum e ileum, è il principale luogo di assorbimento dei nutrienti [s27]. Il duodeno è fissato sul lato destro del corpo da un breve mesenterio, che lo protegge da spostamenti - un'importante adattamento anatomico [s26]. Particolarmente notevole è l'importanza del cieco per la digestione. Il cieco, con una capacità di circa 30 litri, funge da grande serbatoio di fermentazione [s26]. Qui avviene la digestione microbica, in cui una complessa comunità di batteri e funghi scompone le fibre vegetali [s29]. Questi microorganismi producono importanti vitamine del gruppo B e acidi grassi volatili, che coprono il 60-70% del fabbisogno energetico giornaliero del cavallo [s29]. Per supportare questa funzione importante, i proprietari di cavalli dovrebbero prestare attenzione a fornire una quantità adeguata di foraggio e apportare cambiamenti nell'alimentazione solo gradualmente. Il colon, con le sue diverse sezioni - colon ventrale destro e sinistro e colon dorsale - è un sistema complesso in cui il bolo alimentare viene fermentato per 36-48 ore [s29]. La diversità fungina è particolarmente pronunciata nel cieco, dove i funghi anaerobici svolgono un ruolo chiave nella degradazione della cellulosa [s30]. Questi microorganismi possiedono enzimi speciali (endoglucanasi, esoglucanasi e β-glucosidasi) che lavorano sinergicamente per rompere le pareti cellulari vegetali [s29]. A causa di questa complessa anatomia, possono verificarsi vari disturbi digestivi. Particolarmente vulnerabile è il passaggio tra il colon ventrale sinistro e il bacino, dove possono frequentemente formarsi ostruzioni [s26]. I proprietari di cavalli dovrebbero quindi prestare attenzione a segni come ridotta assunzione di cibo, cambiamenti nelle feci o sintomi di colica e, in caso di dubbio, consultare un veterinario. L'alimentazione ha un impatto significativo sulla composizione del microbiota intestinale e, di conseguenza, sull'efficienza digestiva [s29]. Una dieta ricca di fibre promuove la capacità fibrolytica dell'intestino. Poiché lo stomaco del cavallo è piccolo e limita l'assunzione di cibo, in caso di elevato fabbisogno energetico può essere necessario somministrare anche mangimi concentrati [s27]. Tuttavia, ciò dovrebbe sempre avvenire in piccole porzioni e tenendo conto di tempi di masticazione adeguati.

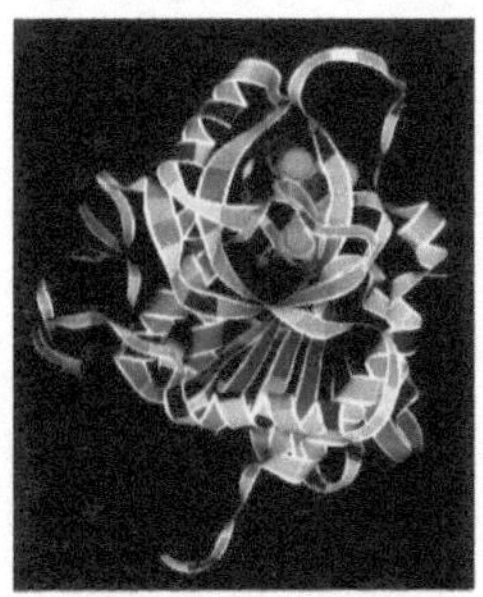

Enzyme [i9]

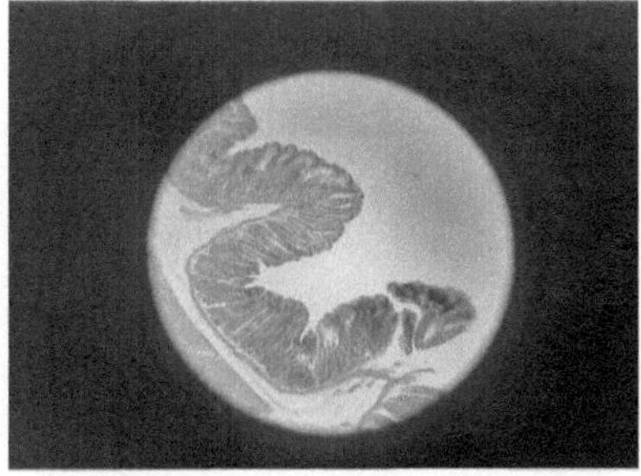

intestino posteriore [i10]

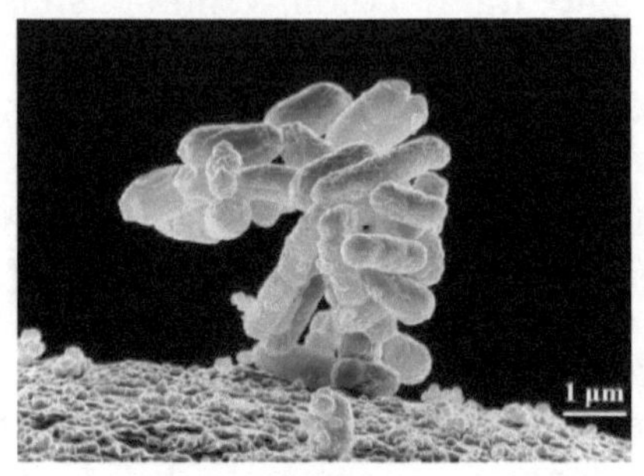

Microrganismi [i11]

Glossario

Duodeno
La prima sezione dell'intestino tenue, nota anche come duodeno,
che riceve importanti enzimi digestivi dal pancreas e bile dal fegato

ghiandole sottomucose
Ghiandole speciali sotto la mucosa gastrica che producono muco
protettivo e bicarbonato per proteggere la parete dello stomaco
dall'acido gastrico

Ileum
L'ultima sezione dell'intestino tenue, nota anche come intestino
crasso, particolarmente importante per l'assorbimento della vitamina
B12 e degli acidi biliari

Jejunum
La sezione intermedia dell'intestino tenue, nota anche come digiuno,
caratterizzata da un numero particolarmente elevato di villi
intestinali per l'assorbimento dei nutrienti

Mesenterio
Una struttura tissutale di tessuto connettivo che sospende gli organi
nella cavità addominale e li fornisce di vasi sanguigni e nervi

1. 2. 3. Sistema cardiovascolare

l sistema cardiovascolare del cavallo è un esempio impressionante di adattamento evolutivo a elevate prestazioni atletiche. Con un cuore che è circa 13 volte più grande di quello di un adulto umano [s31], il cavallo possiede una straordinaria capacità cardiovascolare. Questa peculiarità anatomica consente ai cavalli di passare rapidamente da fasi di riposo a situazioni di carico intenso. Durante l'allenamento, l'incredibile capacità di adattamento del sistema cardiovascolare equino si manifesta in modo particolarmente evidente. L'assunzione di ossigeno può aumentare fino a 35 volte durante un carico submassimale [s32]. La frequenza cardiaca aumenta proporzionalmente al carico di lavoro, senza che vi sia una diminuzione del volume di eiezione - un risultato notevole, considerando che la frequenza cardiaca durante un carico intenso può raggiungere sei o sette volte il valore a riposo [s32]. Vari meccanismi fisiologici supportano questa capacità di prestazione: la contrazione della milza rilascia globuli rossi aggiuntivi, il ritorno venoso è aumentato e la capacità di contrazione del muscolo cardiaco è migliorata [s32]. Un allenatore esperto sfrutterà al meglio questi meccanismi naturali di adattamento attraverso un allenamento sistematico. L'aumento del carico di lavoro dovrebbe avvenire in modo graduale, per dare al sistema cardiovascolare il tempo di adattarsi. È interessante notare che il sistema cardiovascolare equino è relativamente raro che venga colpito da malattie rispetto ad altri sistemi organici [s33]. Tuttavia, possono verificarsi soffi cardiaci e aritmie nei cavalli da monta [s34]. È importante per i proprietari e gli allenatori sapere che non ogni soffio cardiaco è patologico - la distinzione tra suoni fisiologici e patologici richiede però un'esperienza veterinaria specializzata. La moderna cardiologia equina dispone di un ampio spettro di possibilità diagnostiche. I cardiologi veterinari utilizzano vari metodi di indagine, tra cui <u>ecocardiografia</u>, <u>elettrocardiografia</u>, misurazione della pressione sanguigna e <u>monitoraggio Holter</u> [s35]. In caso di cali di prestazione o cambiamenti comportamentali anomali, i proprietari non dovrebbero esitare a far eseguire un accertamento cardiologico. Un allenamento regolare porta a adattamenti positivi del sistema cardiovascolare. Dopo un programma di allenamento sistematico, i cavalli possono eseguire prestazioni lavorative superiori a parità di frequenza cardiaca submassimale [s32]. Questo è raggiunto anche grazie a una migliore <u>capillarizzazione</u> della muscolatura e a una diffusione dell'ossigeno più efficiente. Gli allenatori dovrebbero quindi prestare attenzione a un allenamento equilibrato e utilizzare la frequenza cardiaca come parametro importante per la gestione del carico. Il monitoraggio della salute cardiaca dovrebbe far parte della gestione sanitaria di routine. La diagnosi precoce e la terapia adeguata delle malattie cardiache possono migliorare significativamente la qualità e l'aspettativa di vita del cavallo [s35]. I proprietari dovrebbero integrare controlli cardiologici regolari nella loro prevenzione sanitaria, specialmente per i cavalli più anziani o per quelli sportivi in allenamento intenso. Un'attenzione particolare dovrebbe essere rivolta alla prevenzione. Ciò include una dieta equilibrata, movimento regolare ma non eccessivo e l'evitare stress eccessivo. Durante il lavoro con il cavallo, dovrebbero essere rispettate adeguate fasi di riscaldamento e raffreddamento, per adattare delicatamente il sistema cardiovascolare al carico e permettergli di tornare alla calma successivamente.

Glossario

Capillarizzazione
La formazione di piccoli vasi sanguigni nei tessuti, che consente lo scambio di ossigeno e nutrienti tra sangue e cellule

Ecocardiografia
Una procedura ecografica per l'imaging del cuore, che consente la visualizzazione delle strutture cardiache, della funzione delle valvole e del flusso sanguigno in tempo reale

Elettrocardiografia
Un metodo per registrare l'attività elettrica del cuore, che può rilevare aritmie e malattie del muscolo cardiaco

Monitoraggio Holter
Una registrazione ECG portatile a lungo termine di 24 ore o più, che cattura le aritmie cardiache durante le normali attività quotidiane del cavallo

1. 2. 4. Sistema nervoso

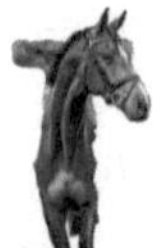 l sistema nervoso del cavallo è un sistema di controllo altamente complesso che coordina e regola tutte le funzioni corporee. Come uno dei principali sistemi organici, è particolarmente soggetto a malattie insieme all'apparato locomotore e al sistema digestivo [s36].

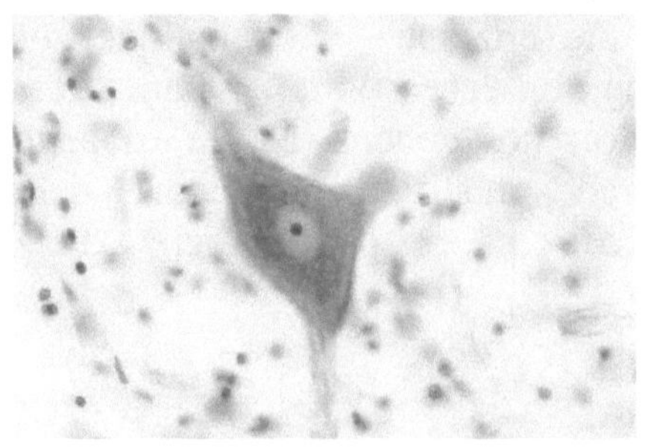

Sistema nervoso [i12]

Un ruolo centrale è svolto dalla barriera emato-encefalica, che garantisce lo scambio controllato di sostanze tra sangue e cervello. Questa è formata da cellule endoteliali speciali <u>Endothelzellen</u>, che impediscono il passaggio incontrollato di sostanze grazie a connessioni particolarmente dense [s37]. I proprietari di cavalli dovrebbero sapere che, sebbene questa barriera sia vitale, può anche rappresentare una sfida nella somministrazione di farmaci, poiché non

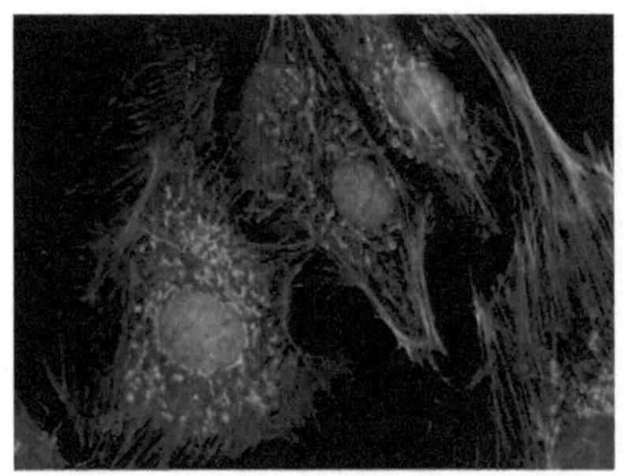

cellule endoteliali [i13]

tutte le sostanze attive possono attraversarla. Il sistema nervoso si divide in sistema nervoso centrale (cervello e midollo spinale) e sistema nervoso periferico con le sue dodici coppie di nervi cranici [s38]. Questa struttura complessa consente il controllo preciso di tutte le funzioni corporee - dalla coordinazione dei movimenti alla percezione del dolore. Nella pratica quotidiana con i cavalli, è importante prestare attenzione ai segni di disturbi neurologici: difficoltà di coordinazione, reazioni alterate agli stimoli ambientali o cambiamenti comportamentali insoliti possono essere i primi segnali di allerta. Particolarmente interessante è il ruolo del sistema nervoso nell'elaborazione del dolore. Attraverso la stimolazione mirata di nervi e impulsi nervosi, è possibile ottenere un sollievo dal dolore [s39]. Questo viene sfruttato, ad esempio, nella fisioterapia, dove vengono applicate forze controllate per ottenere reazioni terapeutiche attraverso cambiamenti nella struttura articolare e nella funzione muscolare. Le <u>Astrozyten</u> e i <u>Perizyten</u> svolgono un ruolo importante nel mantenimento dell'unità neurovascolare [s37]. Supportano la barriera emato-encefalica nella regolazione dell'<u>Ioniomoeostasi</u> e dell'apporto di nutrienti al cervello. Per i proprietari di cavalli è importante comprendere che le perturbazioni di questo delicato equilibrio possono portare a sintomi neurologici. Nella valutazione della salute del cavallo, è sempre necessario considerare anche la componente neurologica. Controlli regolari da parte del veterinario possono aiutare a rilevare precocemente problemi neurologici. Un'attenzione particolare dovrebbe essere rivolta alla coordinazione, all'equilibrio e alla reattività del cavallo. La stretta relazione tra la struttura della colonna vertebrale e la funzione neurologica [s39] sottolinea quanto sia importante una buona salute della schiena per l'intero sistema nervoso. Pertanto, i proprietari di cavalli dovrebbero prestare attenzione a una corretta adattamento della sella e a un allenamento equilibrato per evitare sovraccarichi della colonna vertebrale. Misure preventive come movimento regolare, alimentazione equilibrata e evitamento di stress eccessivo possono contribuire a mantenere la salute del sistema nervoso. Nella formazione e nell'allenamento, è importante prestare attenzione a un aumento graduale delle richieste per non sovraccaricare il sistema nervoso.

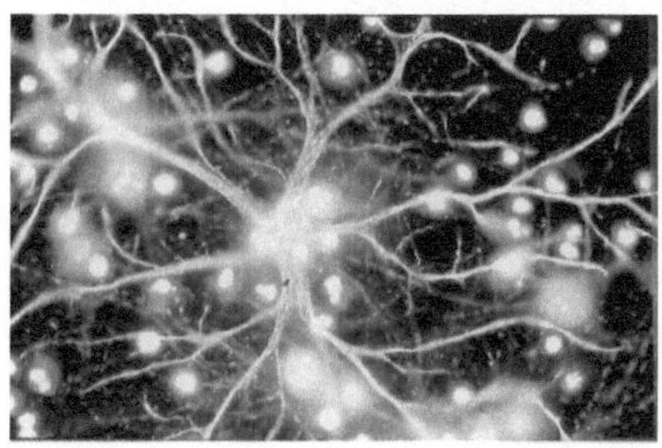

Astrociti [i14]

Glossario

Astrocita
Cellule a forma di stella nel cervello e nel midollo spinale, che
fungono da cellule di supporto e sono coinvolte nel trasporto di
sostanze e nella trasmissione dei segnali

Cellula endoteliale
Cellule speciali che rivestono lo strato più interno dei vasi sanguigni
e lasciano passare selettivamente le sostanze

Ioniomoeostasi
Mantenimento di un rapporto equilibrato di particelle cariche
elettricamente (ioni) nel corpo

Pericita
Piccole cellule che circondano i vasi sanguigni nel cervello e ne
regolano la permeabilità

1. 2. 5. Sistema ormonale

l sistema ormonale del cavallo è una rete affascinante di ghiandole endocrine che comunicano tra loro attraverso segnali ormonali nel sangue e controllano funzioni vitali del corpo [s40]. L'organo di controllo centrale è l'<u>ipofisi</u>, che regola numerose funzioni metaboliche e riproduttive [s41]. Un'importanza particolare è attribuita all'asse ipotalamo-ipofisi-surrene (HPA) e all'asse tiroidea (HPT). Questi sistemi giocano un ruolo cruciale nelle reazioni allo stress e nella regolazione ormonale [s42]. Per i proprietari di cavalli è importante comprendere che lo stress cronico può squilibrare questi sistemi. Pertanto, dovrebbero prestare attenzione a una gestione a basso stress e a una routine quotidiana regolare. Con l'avanzare dell'età, possono verificarsi diverse disfunzioni endocrine. Una malattia comune è la disfunzione dell'ipofisi, che colpisce tipicamente i cavalli più anziani [s40]. I sintomi sono vari e possono manifestarsi in un pelo alterato, infezioni croniche, sudorazione eccessiva, nonché aumento della sete e della produzione di urina. I proprietari di cavalli attenti dovrebbero consultare un veterinario in presenza di questi segni. Un altro quadro clinico significativo è la sindrome metabolica equina, che presenta somiglianze con la sindrome metabolica nell'uomo [s43]. Si verifica frequentemente nei cavalli di mezza età ed è caratterizzata da insulino-resistenza e aumento del grasso corporeo. Particolarmente pericoloso è l'aumento del rischio di laminite. In via preventiva, i proprietari dovrebbero prestare attenzione a una dieta equilibrata e a un'attività fisica regolare. La diagnosi delle disfunzioni endocrine avviene attraverso vari test ormonali, tenendo presente che questi non sono sempre completamente accurati [s40]. In caso di sospetto di disfunzione ipofisaria, si misura spesso il livello di <u>ACTH</u> [s41]. Il trattamento dipende dalla specifica disfunzione: mentre la disfunzione ipofisaria viene solitamente trattata con farmaci a base di <u>agonisti dei recettori della dopamina</u>, nella sindrome metabolica si pone l'accento sull'adattamento della dieta e dell'attività fisica [s43]. È interessante notare che alcune razze di cavalli mostrano una predisposizione genetica a disfunzioni endocrine [s43]. I proprietari di queste razze dovrebbero prestare particolare attenzione ai primi segni e, se necessario, adottare misure preventive tempestive. Il sistema ormonale gioca anche un ruolo centrale nella regolazione del metabolismo, della crescita e della digestione [s44]. Per un funzionamento ottimale, è essenziale una dieta equilibrata. I proprietari di cavalli dovrebbero prestare attenzione a un'alimentazione adeguata e prevenire l'obesità, poiché ciò aumenta il rischio di disfunzioni ormonali. Un aspetto importante della regolazione ormonale sono gli urocortine (Ucns), che appartengono alla famiglia degli ormoni di rilascio della corticotropina [s42]. Sono rintracciabili in diverse ghiandole endocrine e influenzano vari processi fisiologici attraverso vie di segnalazione complesse. Queste scoperte aiutano a comprendere le disfunzioni ormonali e il loro trattamento.

Glossario

ACTH

Ormone adrenocorticotropo - un ormone prodotto dall'ipofisi che stimola la produzione di ormoni dello stress nelle ghiandole surrenali

Agonista dei recettori della dopamina

Farmaci che imitano l'azione del neurotrasmettitore dopamina e possono regolare determinate secrezioni ormonali

Ipofisi

Una ghiandola ormonale delle dimensioni di una nocciola situata alla base del cervello, nota anche come ghiandola pituitaria, che funge da centro di controllo superiore per altre ghiandole ormonali

Urocortina

Un gruppo di sostanze messaggere che svolgono un ruolo importante nell'adattamento allo stress e nella regolazione dell'energia, collaborando strettamente con il sistema immunitario

Riepilogo - 1. 2. Sistemi Organici

- I cavalli sono respiratori obbligati attraverso il naso, poiché il percorso tra bocca e polmoni è anatomicamente bloccato.
- La cavità nasale riscalda, umidifica e filtra l'aria respirata grazie a una mucosa altamente vascolarizzata.
- La trachea può tendere al collasso durante un'inspirazione forzata.
- La frequenza respiratoria a riposo negli adulti è di 8-16 atti respiratori al minuto.
- Lo stomaco del cavallo ha una capacità di soli 8-16 litri, il che richiede diverse piccole porzioni di cibo durante la giornata.
- Il cieco ha una capacità di circa 30 litri e funge da serbatoio di fermentazione.
- Gli acidi grassi volatili derivanti dalla digestione microbica coprono il 60-70% del fabbisogno energetico giornaliero.
- Il bolo alimentare viene fermentato nel colon per 36-48 ore.
- Il cuore del cavallo è circa 13 volte più grande di quello di un adulto umano.
- L'assunzione di ossigeno può aumentare fino a 35 volte durante un carico submassimale.
- La contrazione della milza rilascia ulteriori globuli rossi durante lo sforzo.
- Gli astrociti e i periciti supportano la barriera emato-encefalica nella regolazione dell'omeostasi ionica.
- L'ipofisi funge da organo di controllo centrale del sistema ormonale.
- Gli urocortine influenzano vari processi fisiologici attraverso vie di segnalazione complesse.
- Al alcune razze di cavalli mostrano predisposizioni genetiche per disturbi endocrini.

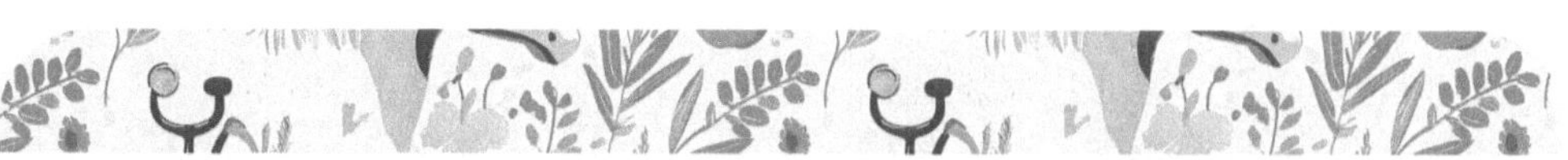

1. 3. Processi Metabolici

Come funziona il complesso metabolismo di un cavallo e quali fattori influenzano i diversi processi metabolici? Cosa accade nel corpo di un cavallo quando passa da fasi di riposo a improvvisi picchi di prestazione? Queste domande interessano non solo gli scienziati, ma sono anche di grande importanza pratica per i proprietari di cavalli. Il metabolismo di un cavallo comprende un affascinante intreccio di vari sistemi - dal bilancio energetico al metabolismo minerale, fino alla fornitura di vitamine e alla regolazione dell'acqua. Ognuno di questi ambiti segue leggi proprie, ma è comunque strettamente connesso agli altri. Disturbi in un'area possono avere conseguenze significative per l'intero organismo. La comprensione di questi processi metabolici fondamentali consente di nutrire i cavalli in modo appropriato e di prevenire problemi di salute. I seguenti paragrafi illuminano i singoli aspetti del metabolismo e mostrano come questa conoscenza possa essere applicata nella pratica quotidiana della gestione dei cavalli.

„La flessibilità metabolica dei cavalli descrive la loro capacità di passare tra diverse fonti di energia come glucosio e acidi grassi - un'importante adattamento evolutivo che consente loro, in quanto animali da fuga, di passare rapidamente tra fasi di riposo e di alta prestazione.“

1. 3. 1. Bilancio energetico

Il bilancio energetico di un cavallo è un sistema complesso che determina in modo significativo la salute e le prestazioni dell'animale. La flessibilità metabolica gioca un ruolo centrale: descrive la capacità del corpo di passare tra diverse fonti di energia come glucosio e acidi grassi [s45]. Questa adattabilità è particolarmente importante, poiché i cavalli, in quanto animali da fuga, sono evolutivamente progettati per passare rapidamente tra fasi di riposo e di alta prestazione. Un enzima chiave nel metabolismo energetico è la piruvato deidrogenasi (PDC), che regola la conversione del piruvato in acetil-CoA, collegando così il metabolismo dei grassi e degli zuccheri [s45]. Nei cavalli ben nutriti e sani, questo enzima opera con alta attività. Tuttavia, quando l'energia assunta è inferiore, la sua attività si riduce per consentire la sintesi del glucosio, un importante meccanismo di adattamento per mantenere un livello stabile di zucchero nel sangue. I microrganismi nello stomaco del cavallo svolgono anch'essi un ruolo importante nel metabolismo energetico [s46]. Aiutano nella scomposizione dei nutrienti e contribuiscono alla produzione di energia. È interessante notare che diverse razze di cavalli mostrano differenze nei loro percorsi metabolici, il che dovrebbe essere considerato nell'alimentazione. L'esercizio fisico ha un impatto significativo sul bilancio energetico. Durante l'attività fisica, viene prodotto un maggiore quantitativo di N-lattato-fenilalanina (Lac-Phe) [s47], una molecola segnale che regola l'assunzione di cibo e contrasta l'obesità. Questo spiega perché l'esercizio regolare non solo aumenta il consumo energetico, ma influisce positivamente anche sul comportamento alimentare. Per la pratica, ciò significa: 1. L'alimentazione deve essere adattata alla situazione individuale del cavallo. Un cavallo da competizione ha esigenze energetiche diverse rispetto a un cavallo da svago [s48]. Come regola generale: maggiore è la richiesta di prestazione, più energetica deve essere la razione. 2. L'esercizio regolare è essenziale per un sano metabolismo energetico. Le sessioni di allenamento dovrebbero essere aumentate gradualmente per dare al metabolismo il tempo di adattarsi [s49]. 3. Nella formulazione della razione, deve essere considerata la flessibilità metabolica. È importante una miscela equilibrata di carboidrati e grassi, con foraggio che dovrebbe costituire la base [s50]. Le disfunzioni metaboliche come la resistenza all'insulina possono portare a una flessibilità metabolica compromessa [s45]. In tali casi, l'attività della PDC è spesso disturbata, causando problemi nell'utilizzo dell'energia. Qui sono necessarie strategie alimentari speciali per mantenere il livello di zucchero nel sangue il più stabile possibile. La _regolazione neuroendocrina_ gioca un ruolo importante nel controllo del bilancio energetico [s50]. Ormoni come insulina e glucagone coordinano l'immagazzinamento e il rilascio di energia. Un equilibrio ormonale disturbato può portare a problemi metabolici.

Per una gestione energetica ottimale si raccomanda:
- Controllo regolare del peso corporeo
- Adattamento della razione alimentare a prestazione e stato di salute
- Sufficiente movimento in tutte le andature
- Evitare lunghe pause alimentari
- Per i cavalli da prestazione: integrazione con alimenti energetici speciali

Il monitoraggio del bilancio energetico è particolarmente importante per:
- Fattrici gravide
- Puledri in crescita
- Cavalli sportivi in allenamento intenso
- Cavalli anziani
- Cavalli con malattie metaboliche

Un sano bilancio energetico è la base per le prestazioni e il benessere del cavallo. L'interazione tra alimentazione, movimento e situazione metabolica individuale deve sempre essere tenuta sotto controllo.

Glossario

flessibilità metabolica
Una capacità di adattamento evolutiva del metabolismo che
consente agli organismi di utilizzare in modo efficiente diverse fonti
di energia a seconda della disponibilità.

N-lattato-fenilalanina
Una molecola segnale prodotta durante l'attività fisica
dall'aminoacido fenilalanina e dall'acido lattico. Gioca un ruolo
importante nella regolazione dell'appetito dopo lo sport.

Piruvato deidrogenasi
Un complesso enzimatico composto da più sottounità, localizzato
nei mitocondri delle cellule. Disturbi di questo enzima possono
portare a gravi malattie metaboliche.

regolazione neuroendocrina
Un complesso intreccio tra sistema nervoso e ormonale per il
controllo delle funzioni corporee. Avviene tramite cellule
specializzate che fungono sia da cellule nervose che da cellule
produttrici di ormoni.

1. 3. 2. Metabolismo minerale

l metabolismo minerale nel cavallo è un sistema complesso, responsabile di numerose funzioni vitali nel corpo. Sebbene i minerali rappresentino solo una piccola parte della dieta, sono coinvolti in quasi tutti i processi fisiologici e sono componenti indispensabili di aminoacidi, ormoni e vitamine [s51]. Particolarmente importante è l'interazione tra calcio e fosforo. Il calcio, di cui il 99% si trova nello scheletro [s52], deve essere assunto in un rapporto di circa 1,5:1 rispetto al fosforo [s53]. Un esempio pratico chiarisce l'importanza: un cavallo di 500 kg ha bisogno di circa 30 g di calcio e 20 g di fosforo al giorno. Mentre il fabbisogno di calcio può essere solitamente soddisfatto con fieno di alta qualità, in caso di utilizzo intensivo o durante la crescita è spesso necessaria un'integrazione mirata di minerali. Gli <u>elettroliti</u> sodio e potassio svolgono un ruolo centrale nella regolazione dell'equilibrio idrico e nella conduzione degli impulsi nervosi [s54]. In caso di sudorazione intensa, ad esempio dopo un allenamento intenso o in giornate estive calde, i proprietari di cavalli dovrebbero prestare particolare attenzione all'apporto di elettroliti. Un consiglio pratico: dopo un lavoro faticoso, può essere somministrata una pasta o una soluzione elettrolitica per compensare le perdite.

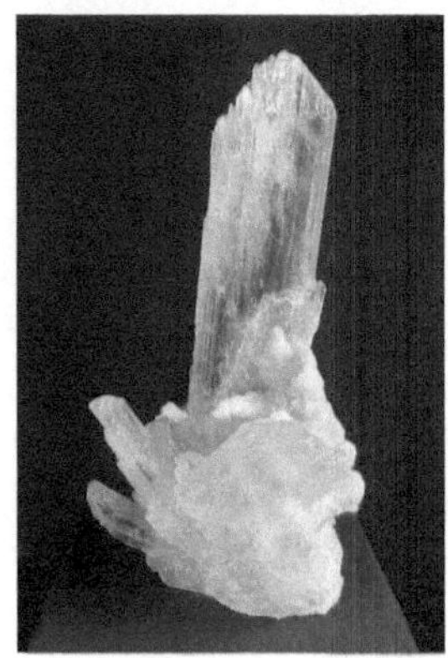

Calcio [i15]

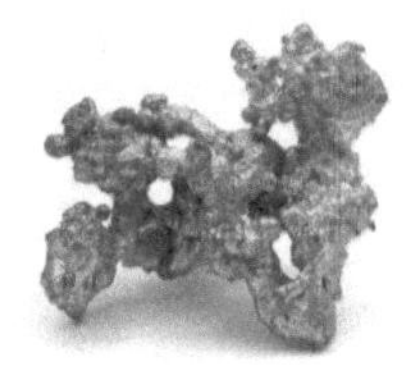

Rame [i16]

Gli oligoelementi come zinco, rame, manganese e selenio sono essenziali per vari processi metabolici [s55]. Lo zinco, ad esempio, supporta la qualità degli zoccoli e del pelo, mentre il rame è importante per il sistema immunitario [s53]. Una carenza si manifesta spesso solo dopo settimane o mesi, ad esempio con zoccoli fragili o pelo opaco. Pertanto, è consigliabile un controllo regolare dell'apporto minerale, specialmente per:
- Cavalli da riproduzione
- Cavalli sportivi in allenamento
- Cavalli con malattie metaboliche
- Cavalli anziani

La biodisponibilità dei minerali gioca un ruolo cruciale. È interessante notare che la medica ha dimostrato di avere particolari _proprietà di biosorbimento_ per vari minerali [s51]. Questo la rende un componente prezioso nell'alimentazione dei cavalli, specialmente per quelli con un fabbisogno minerale elevato. Lo iodio è un altro oligoelemento importante, necessario per la produzione degli ormoni tiroidei T3 e T4 [s53]. Questi regolano il tasso metabolico dell'intero organismo. Un consiglio pratico: in aree a bassa iodio, è importante prestare attenzione a un'adeguata integrazione.

Per un apporto minerale ottimale si consiglia:
- Analisi regolare del foraggio utilizzato
- Adattamento dell'integrazione minerale alle esigenze individuali
- Considerazione delle condizioni regionali (ad esempio, terreni poveri di selenio)
- Attenzione alle interazioni tra diversi minerali

La vitamina D gioca un ruolo particolare nel metabolismo minerale, poiché regola l'assorbimento di calcio e fosforo dall'intestino e il loro incorporamento nello scheletro [s52]. È importante avere una sufficiente esposizione al sole per l'attivazione della vitamina. Un consiglio pratico: i cavalli dovrebbero avere accesso quotidiano a spazi esterni, idealmente anche in caso di cielo nuvoloso. Il cobalto è un altro oligoelemento essenziale, necessario per la formazione della vitamina B12 da parte della flora intestinale [s53]. Questo sottolinea l'importanza di una flora intestinale sana per l'intero metabolismo minerale.

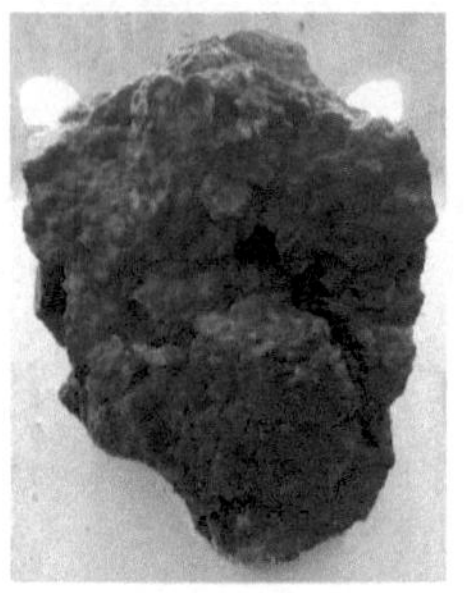

Manganese [i17]

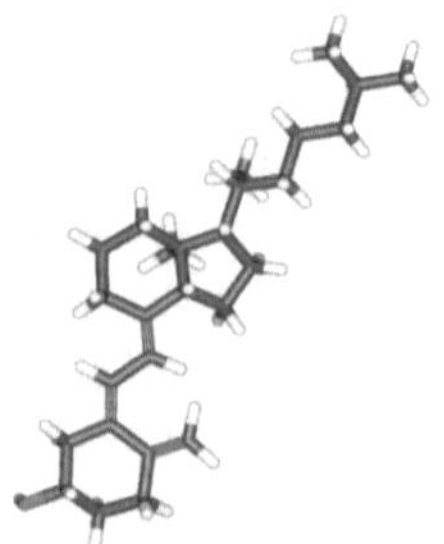

Vitamina D [i18]

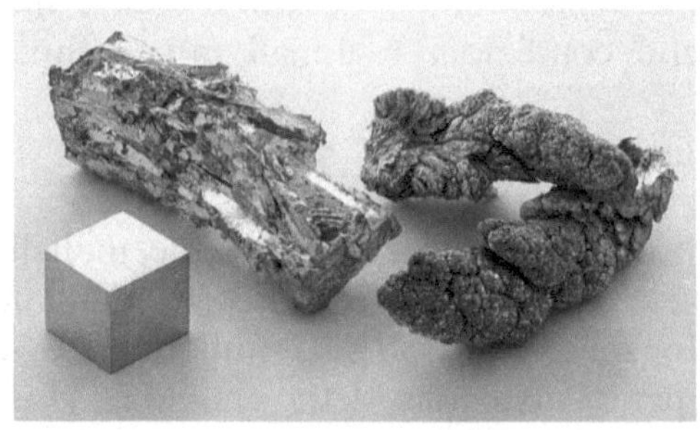

Zinco [i19]

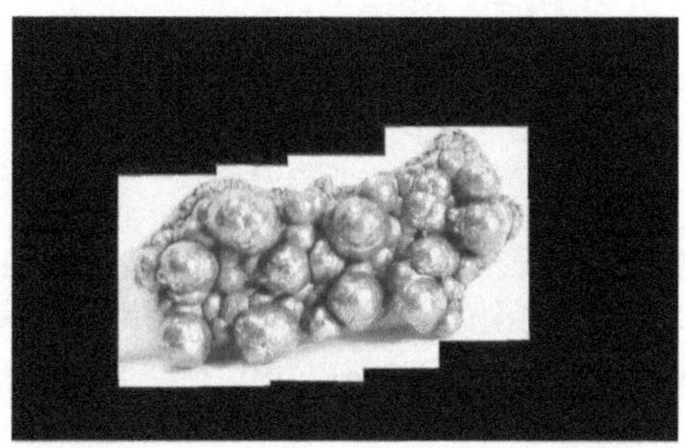

Kobalt [i20]

Glossario

Elettrolita

Composti minerali che si dissociano in particelle cariche elettricamente in acqua. Sono essenziali per la contrazione muscolare e la distribuzione dell'acqua nel corpo del cavallo.

Biosorbimento

Un processo naturale in cui determinati materiali o organismi possono assorbire e legare sostanze dal loro ambiente. Nelle piante, si riferisce alla capacità di assorbire nutrienti in modo efficiente dal suolo.

1. 3. 3. Fabbisogno vitaminico

l fabbisogno vitaminico dei cavalli è strettamente legato alla loro salute e capacità di prestazione. In particolare, la vitamina E svolge un ruolo centrale come nutriente essenziale per la funzione neuromuscolare [s56]. In quanto principale antiossidante, previene la perossidazione lipidica e stabilizza le membrane plasmatiche [s57]. La dose giornaliera raccomandata è di 1-2 unità internazionali per chilogrammo di peso corporeo, con un fabbisogno di mantenimento di 50 IU/kg di massa secca e un fabbisogno di crescita di 80 IU/kg [s57]. Il foraggio fresco è la migliore fonte naturale di vitamina E, tuttavia il contenuto diminuisce drasticamente durante il processo di essiccazione in fieno [s56]. I proprietari di cavalli dovrebbero quindi prestare particolare attenzione a una supplementazione adeguata, soprattutto in stalla. Un consiglio pratico: prima di iniziare un'integrazione, è consigliabile effettuare un'analisi del sangue, poiché alcuni cavalli possono avere un fabbisogno aumentato a causa di variazioni genetiche [s56].

L'assorbimento della vitamina E avviene passivamente attraverso le cellule intestinali ed è dipendente da un'adeguata assunzione di grassi [s57]. Il fegato gioca un ruolo chiave: la proteina di trasferimento dell'α-tocoferolo lega selettivamente l'RRR-α-tocoferolo e lo imballa in lipoproteine per il trasporto nel corpo [s57]. La vitamina K è essenziale per la coagulazione del sangue, la salute vascolare e il metabolismo osseo [s58]. È interessante notare che nei cavalli non è mai stata riscontrata una carenza primaria di vitamina K, poiché l'assunzione attraverso i mangimi e la produzione da parte dei batteri intestinali è normalmente sufficiente. Tuttavia, in caso di stalla pura senza accesso a foraggio fresco, una supplementazione potrebbe essere utile [s58]. Il fabbisogno di vitamina A è strettamente legato al metabolismo, alla vista, alla fertilità e al sistema immunitario [s59]. Essa supporta l'adattabilità del corpo a carichi fisici - particolarmente importante per i cavalli sportivi. Un consiglio pratico per i cavalieri: dopo un allenamento intenso, è particolarmente importante prestare attenzione all'apporto di vitamina E, poiché essa supporta la rigenerazione [s59]. Le vitamine del gruppo B svolgono un ruolo centrale nel metabolismo energetico e nella funzione nervosa [s59]. Tiamina, riboflavina, niacina, acido pantotenico, piridossina, biotina, acido folico e cianocobalamina formano una rete complessa. La vitamina C, come importante antiossidante, supporta il sistema immunitario ed è coinvolta nella formazione di tessuti connettivi sani [s59]. Particolare attenzione merita l'apporto di vitamina E nel primo anno di vita, poiché una carenza è stata associata allo sviluppo di <u>distrofia neuroassonale</u> e <u>mieloencefalopatia</u> degenerativa [s60]. Negli animali colpiti è stata riscontrata un'aumentata velocità metabolica di <u>α-tocoferolo</u>, il che sottolinea la necessità di una supplementazione ad alta dose negli animali geneticamente predisposti [s60].

Per la pratica si raccomandano le seguenti indicazioni:
- Pascolo regolare per un apporto vitaminico naturale
- Supplementazione in stalla o in caso di fabbisogno aumentato
- Controllo dei valori ematici prima di iniziare un'integrazione
- Particolare attenzione all'apporto vitaminico in:

* Puledri in crescita
* Cavalli sportivi in allenamento intenso
* Fattrici
* Cavalli senza accesso al pascolo

Una carenza di vitamina E può manifestarsi attraverso varie malattie neuromuscolari [s56]. I fattori di rischio includono l'assenza di accesso al pascolo, un apporto dietetico insufficiente o un eccesso di rame nella dieta [s61].

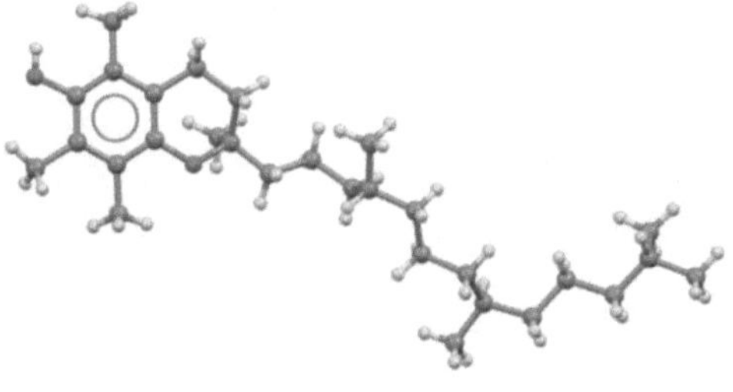

α-tocoferolo [i21]

Distrofia neuroassonale
Una malattia ereditaria del sistema nervoso nei cavalli che porta a
disturbi del movimento e problemi di coordinazione

Mieloencefalopatia
Una malattia che colpisce sia il midollo spinale che il cervello e può
portare a deficit neurologici

Perossidazione lipidica
Un processo chimico dannoso in cui i radicali liberi attaccano e
distruggono gli acidi grassi nelle membrane cellulari

α-Tocoferolo
La forma biologicamente più attiva della vitamina E, che può essere
assorbita e utilizzata particolarmente bene dal corpo

1. 3. 4. Bilancio idrico

l bilancio idrico nel cavallo è un sistema finemente regolato, responsabile di numerose funzioni vitali nel corpo. Un cavallo adulto di 500 kg di peso corporeo è composto per circa il 65% da acqua, corrispondente a un volume totale di circa 325 litri [s62]. Questa quantità impressionante sottolinea l'importanza centrale del bilancio idrico per la salute del cavallo. In condizioni normali, un cavallo di 500 kg ha bisogno di circa 27-30 litri d'acqua al giorno, di cui circa l'85% viene assorbito tramite la bevanda diretta [s62]. Il resto è fornito attraverso il cibo e l'acqua metabolica. Un consiglio pratico per i proprietari di cavalli: l'assunzione giornaliera di acqua dovrebbe essere monitorata, poiché cambiamenti improvvisi nel comportamento di bevuta possono indicare problemi di salute. Particolarmente durante sforzi fisici o ad alte temperature, il fabbisogno di acqua aumenta notevolmente. I cavalli possono perdere quantità sorprendenti di liquidi durante l'allenamento - in condizioni moderate 5-7 litri all'ora, in caso di sforzo estremo fino a 10-12 litri [s62]. Questo evidenzia perché l'approvvigionamento idrico è particolarmente importante durante l'attività sportiva. Un aspetto affascinante della fisiologia equina è la capacità di compensare parzialmente le perdite d'acqua attraverso riserve di liquidi nel tratto gastrointestinale [s62]. Questa adattamento evolutivo consente ai cavalli di sopportare fasi di carico più lunghe. Tuttavia, i proprietari di cavalli devono rimanere vigili: una disidratazione clinicamente rilevante si verifica già quando un cavallo perde il 3% o più della sua massa corporea a causa della perdita di liquidi [s63]. La produzione di sudore nei cavalli è significativamente più alta rispetto agli esseri umani, il che porta a una notevole perdita di elettroliti [s63]. Un consiglio pratico per i cavalieri: dopo un intenso allenamento, non solo l'acqua, ma anche un'integrazione equilibrata di elettroliti dovrebbe essere offerta. Somministrare solo acqua senza elettroliti può addirittura aggravare la disidratazione [s64].

Per la pratica, si raccomandano i seguenti punti importanti:
- Accesso costante a acqua fresca e pulita
- Controllo regolare delle abbeveratoi per verificarne il funzionamento
- Offerta di acqua aggiuntiva in caso di caldo o lavoro intenso
- Integrazione di elettroliti dopo una forte sudorazione
- Osservazione del comportamento di bevuta come indicatore di salute

Il bilancio idrico è strettamente correlato all'equilibrio acido-base e alla funzione renale [s65]. L'attività fisica intensa influisce sulla <u>viscosità del sangue</u> e può portare a cambiamenti nella concentrazione di <u>plasma aldosterone</u>, il che a sua volta influisce sull'escrezione renale di sodio [s65].

Particolare attenzione merita il bilancio idrico in:
- Cavalli sportivi in allenamento intenso
- Cavalli a temperature ambientali elevate
- Fattrici gravide
- Cavalli anziani
- Cavalli con limitazioni di salute

Un aspetto pratico importante è il monitoraggio dell'idratazione. I seguenti segni possono indicare disidratazione:
- Ritorno lento delle pieghe cutanee
- Muco secco o appiccicoso
- Occhi infossati
- Minzione ridotta
- Urina di colore scuro

L'approvvigionamento idrico dovrebbe essere garantito soprattutto durante i trasporti e le competizioni. Un consiglio pratico: molti cavalli preferiscono bere da contenitori familiari o l'acqua di casa. Pertanto, può essere utile portare acqua propria durante i viaggi o mescolare un po' di succo di mela all'acqua estranea per aumentarne l'accettazione.

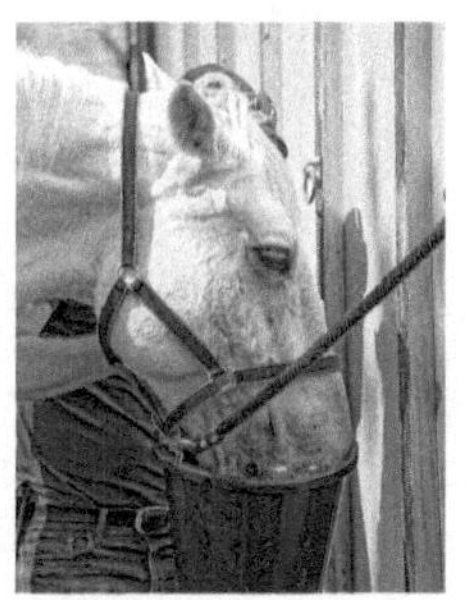

Bilancio idrico [i22]

Glossario

Plasma aldosterone

Un ormone della corteccia surrenale che regola l'equilibrio minerale ed è particolarmente importante per il mantenimento dell'equilibrio sodio-potassio nel corpo.

Viscosità del sangue

Descrive la viscosità del sangue, determinata dalla percentuale di componenti solidi come i globuli rossi. Un aumento della viscosità può ostacolare la circolazione.

Riepilogo - 1.3. Processi Metabolici

- La piruvato deidrogenasi regola la conversione del piruvato in acetil-CoA, collegando così il metabolismo dei grassi e degli zuccheri. Durante l'attività fisica viene prodotto N-lattossil-fenilalanina, che regola l'assunzione di cibo. Diverse razze di cavalli mostrano differenze nei loro percorsi metabolici. Il 99% del calcio nel corpo del cavallo si trova nello scheletro. La medica presenta particolari buone proprietà di biosorbimento per vari minerali. Il contenuto di vitamina E nel foraggio verde diminuisce drasticamente durante il processo di essiccazione in fieno. L'assorbimento della vitamina E avviene passivamente attraverso le cellule intestinali e richiede un'assunzione adeguata di grassi. La proteina di trasferimento dell'α-tocoferolo nel fegato lega selettivamente RRR-α-tocoferolo per il trasporto. Non è mai stata riscontrata una carenza primaria di vitamina K nei cavalli. La carenza di vitamina E è associata allo sviluppo di distrofia neuroassonale e mieloencefalopatia degenerativa. Un cavallo di 500 kg è composto per circa il 65% da acqua (325 litri). I cavalli possono perdere da 5 a 7 litri di liquido all'ora durante l'allenamento, fino a 10-12 litri in caso di sforzo estremo. Una disidratazione clinicamente rilevante si verifica già con una perdita di massa corporea del 3% a causa della perdita di liquidi. L'attività intensa influisce sulla viscosità del sangue e sulla concentrazione di plasma aldosterone.

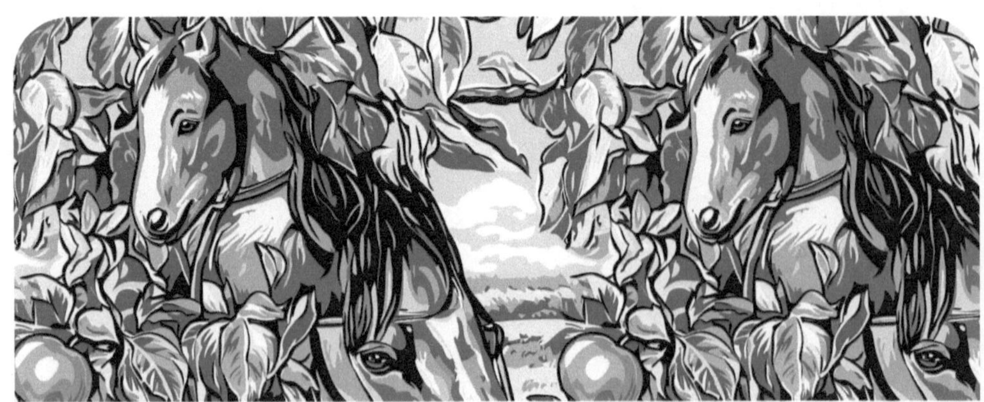

Revisione - 1. Anatomia e Fisiologia del Cavallo

- Lo scheletro del cavallo contiene una quantità particolarmente elevata di collagene per stabilità ed elasticità. La struttura del collagene nell'osso diventa più allentata e meno strutturata con l'aumentare dell'età. La cartilagine articolare è composta da tre zone con fibrille di collagene disposte in modo diverso. Il sospensore stabilizza l'articolazione del garretto e previene l'eccessiva iperestensione. I Standardbred hanno una percentuale muscolare nel sospensore superiore rispetto ai purosangue. Le malattie muscoloscheletriche sono la diagnosi più comune in medicina equina. Il fattore di trascrizione Sox9 regola lo sviluppo di muscoli, tendini e ossa. Il piede non ferrato assorbe meglio le vibrazioni rispetto a quello ferrato. La barriera emato-encefalica è formata da cellule endoteliali speciali con giunzioni particolarmente dense. Gli astrociti e i periciti supportano la barriera emato-encefalica nella regolazione dell'omeostasi ionica. L'ipofisi regola numerose funzioni metaboliche e riproduttive. Durante l'allenamento, l'assunzione di ossigeno può aumentare fino a 35 volte. La frequenza cardiaca aumenta proporzionalmente al carico di lavoro, senza che il volume sistolico diminuisca. Un cavallo di 500 kg è composto per circa il 65% da acqua (325 litri). I cavalli possono perdere da 5 a 7 litri di liquido all'ora durante l'allenamento. La flessibilità metabolica consente un rapido passaggio tra diverse fonti di energia. Lac-Phe viene prodotto durante l'attività fisica e regola l'assunzione di cibo. Il calcio e il fosforo devono essere assunti in un rapporto di circa 1,5:1. La medica presenta proprietà di biosorbimento particolarmente buone per vari minerali. La vitamina E è essenziale per la funzione neuromuscolare e previene la perossidazione lipidica.

- Mentre queste basi anatomiche e fisiologiche costituiscono la base per comprendere la salute del cavallo, i metodi di guarigione naturali offrono affascinanti possibilità per supportare delicatamente e riequilibrare questi sistemi complessi.

2. Metodi di Guarigione Naturale

e metodologie di guarigione naturale affascinano l'umanità da millenni. Ma quale ruolo rivestono oggi nella medicina equina moderna? Possono procedure tradizionali come l'agopuntura, l'osteopatia o la fitoterapia integrare in modo significativo la medicina veterinaria convenzionale? L'importanza crescente degli approcci terapeutici olistici solleva domande fondamentali: Come si può dimostrare scientificamente l'efficacia delle procedure di medicina naturale? Quali metodi sono particolarmente adatti per il trattamento dei cavalli? E dove si trovano i limiti della medicina naturale? Questo capitolo esplora diverse metodologie di guarigione naturale e il loro utilizzo nella medicina equina. Vengono presentate e valutate criticamente sia le procedure tradizionali che gli sviluppi moderni. Un focus particolare è posto sulla realizzazione pratica e sull'integrazione nei concetti di trattamento esistenti. La crescente ricerca scientifica sulle metodologie di guarigione naturale apre nuove prospettive per una medicina equina complementare basata sull'evidenza. La combinazione di procedure naturali consolidate con la medicina veterinaria moderna potrebbe indicare la strada verso una cura della salute più olistica per i nostri cavalli.

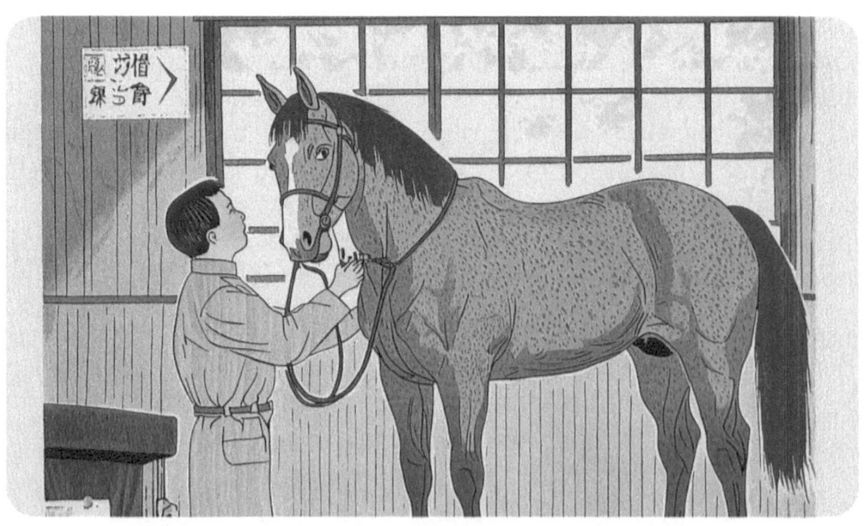

2. 1. Erboristeria

'uso delle erbe medicinali nella medicina equina solleva domande interessanti: in che modo le piante medicinali tradizionali possono integrare in modo significativo la medicina veterinaria moderna? Quali scoperte scientifiche confermano l'efficacia dei rimedi vegetali per diverse malattie dei cavalli? La fitoterapia unisce conoscenze esperienziali secolari con risultati di ricerca attuali. Si dimostra che molte piante medicinali contengono sostanze bioattive che mostrano effetti terapeutici comprovati, sia in caso di malattie respiratorie, problemi digestivi o per supportare il sistema immunitario. Anche nel trattamento delle ferite, specifici principi attivi vegetali possono influenzare positivamente la guarigione. L'applicazione mirata delle erbe medicinali richiede una conoscenza approfondita degli effetti, delle dosi e delle possibili interazioni. Studi scientifici recenti forniscono nuove informazioni sui complessi meccanismi d'azione dei componenti vegetali e sul loro potenziale terapeutico nella medicina equina.

„Il timo contiene oli essenziali con proprietà espettoranti e antibatteriche e viene utilizzato nei cavalli con circa 2-3 g di erba secca per ogni 100 kg di peso corporeo come integratore alimentare o infuso di fieno.“

2. 1. 1. Erbe medicinali per le vie respiratorie

Negli equini, le malattie respiratorie rivestono un ruolo significativo, poiché questi animali, essendo ex abitatori delle steppe, reagiscono in modo particolarmente sensibile alla vita in stalla e agli influssi ambientali ad essa associati [s66]. L'applicazione mirata di erbe medicinali può avere un effetto di supporto e migliorare notevolmente il benessere degli animali. Si sono dimostrate particolarmente efficaci diverse erbe medicinali tradizionali, utilizzate da secoli nella medicina equina. Il timo, ad esempio, contiene oli essenziali con proprietà espettoranti e antibatteriche. Nella pratica, è consigliabile somministrare il timo come additivo al cibo o spruzzarlo come infuso sul fieno. Si raccomanda di utilizzare circa 2-3 g di erba secca per ogni 100 kg di peso corporeo. L'eucalipto è un'altra importante erba medicinale per le vie respiratorie. Le sue forti proprietà disinfettanti ed espettoranti lo rendono un valido aiuto in caso di vie respiratorie ostruite. Nella pratica, si consiglia in

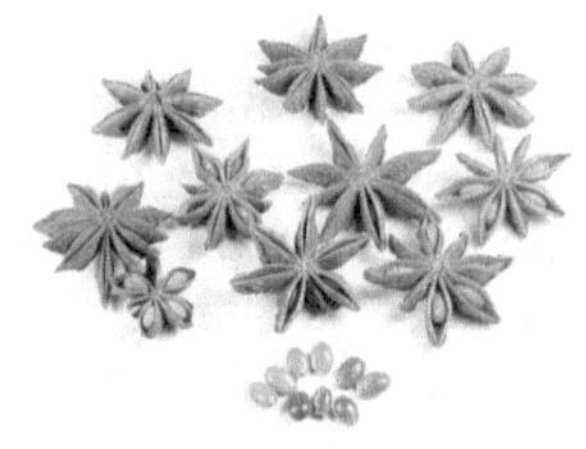

Anis [i23]

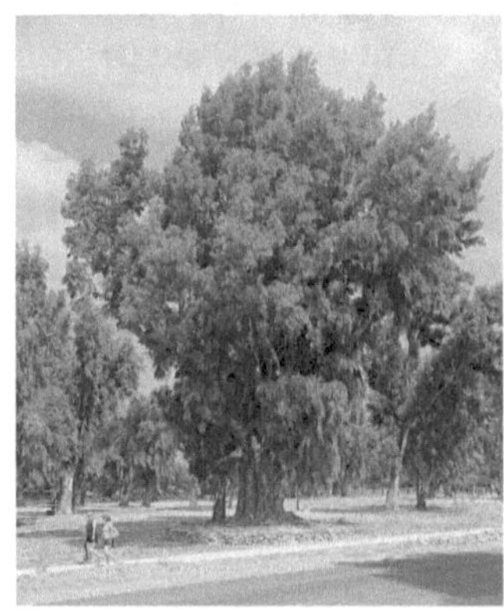

Eucalipto [i24]

particolare l'inalazione: a tal fine, si prepara acqua calda con alcune gocce di olio di eucalipto in un secchio e si offre al cavallo per circa 10-15 minuti per l'inalazione [s66]. Un approccio promettente nella cura delle malattie respiratorie è l'uso di <u>Curcumin</u> solubile in acqua. Studi scientifici hanno dimostrato che questa sostanza, grazie alle sue proprietà antinfiammatorie, può ridurre la produzione di composti ossidativi dannosi [s67]. La somministrazione per inalazione è particolarmente efficace, poiché la forma solubile in acqua presenta una <u>bioavailability</u> nettamente migliore rispetto al curcuma tradizionale. La menta e il finocchio sono altre erbe medicinali consolidate che si possono combinare bene. Mentre la menta libera le vie respiratorie grazie al suo effetto rinfrescante, il finocchio supporta l'espettorazione. Nella pratica, entrambe le erbe possono essere preparate come tè e utilizzate per l'inalazione o mescolate all'acqua da bere. La salvia si è dimostrata particolarmente efficace nel trattamento di stati irritativi acuti delle vie respiratorie. La sua azione antibatterica la rende un valido aiuto in caso di infezioni iniziali. Nella pratica, si è rivelata utile la somministrazione come infuso di tè, mescolato al cibo. L'anice completa lo spettro delle erbe per le vie respiratorie ed è particolarmente apprezzato per le sue proprietà antispasmodiche. Può essere ben combinato con altre erbe e migliora la loro efficacia [s66]. Nell'applicazione delle erbe medicinali, è importante seguire alcune regole fondamentali. Il dosaggio deve sempre essere adattato al peso del cavallo. Inoltre, le erbe non dovrebbero essere utilizzate in modo permanente, ma in cicli di 2-3 settimane. Soprattutto in caso di malattie croniche, è consigliabile discutere il trattamento con il veterinario [s66]. I risultati della ricerca sull'efficacia del curcumin solubile in acqua mostrano risultati promettenti: il trattamento ha portato a una significativa riduzione dei marcatori infiammatori nel liquido bronchiale, senza compromettere il numero di cellule immunitarie [s67]. Ciò suggerisce che il curcumin interviene miratamente nei processi infiammatori, senza compromettere i meccanismi di difesa naturali del corpo. La combinazione di diverse erbe medicinali può spesso potenziare la loro efficacia. Tuttavia, è importante non utilizzare troppe erbe contemporaneamente. Una miscela collaudata consiste, ad esempio, in parti uguali di timo, salvia e finocchio, che possono essere preparate come tè e somministrate con il cibo.

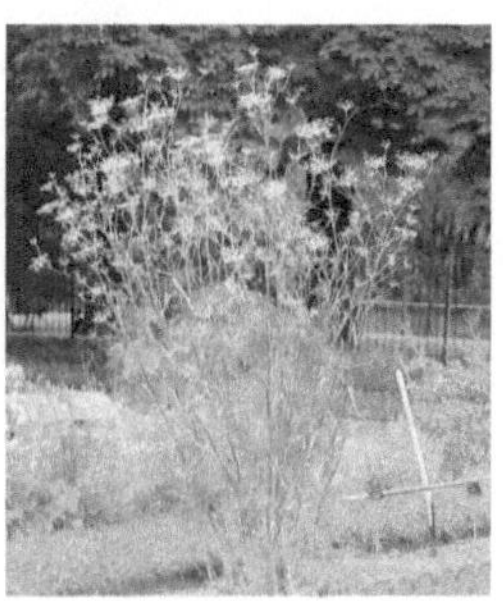

Finocchio [i25]

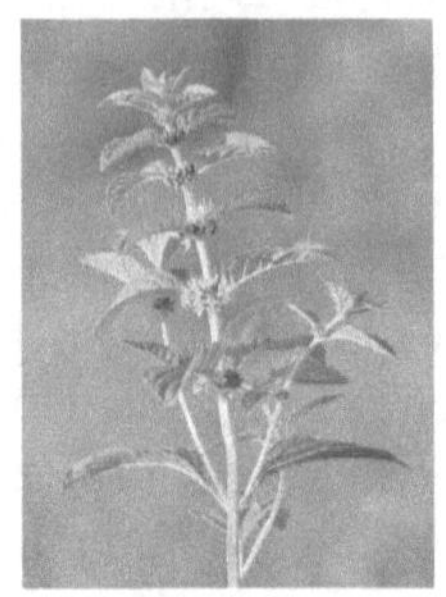

Menta [i26]

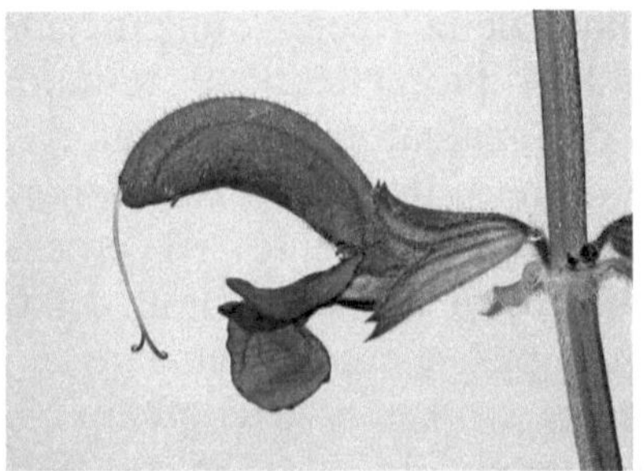

Salvia [i27]

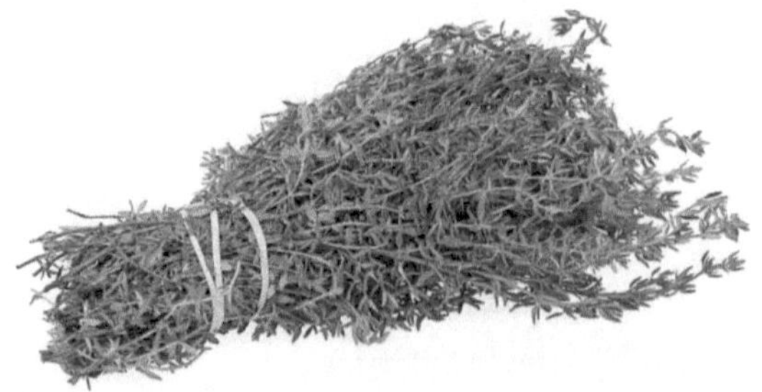

Timo [i28]

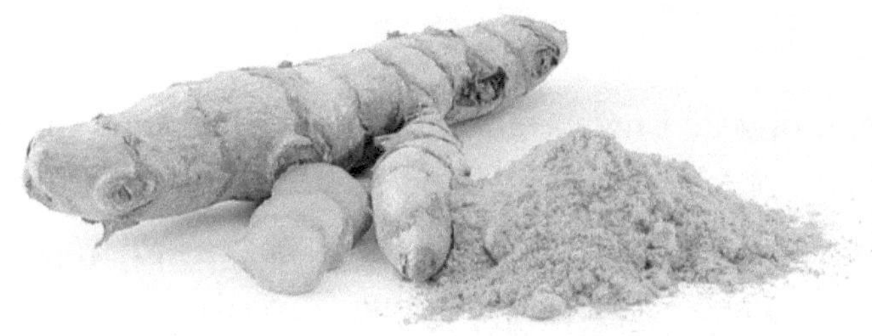

Curcumina [i29]

Glossario

Bioavailability
La percentuale di un principio attivo che viene assorbita nel corpo senza modifiche e disponibile nel sito d'azione

Curcumin
Un colorante vegetale giallo estratto dalla radice della pianta di curcuma, che possiede oltre all'azione antinfiammatoria anche un'azione antiossidante e antimicrobica

2. 1. 2. Erbe digestive

I problemi digestivi nei cavalli possono essere trattati in modo efficace attraverso l'uso mirato di erbe medicinali. La medicina tradizionale a base di piante offre un ricco patrimonio di esperienze, confermato e ampliato da moderne scoperte scientifiche [s68]. Il dente di leone gioca un ruolo chiave. La sua azione digestiva si basa su diversi meccanismi: stimola la secrezione biliare, supporta i movimenti intestinali naturali e ottimizza la produzione di acido gastrico [s68]. Nella pratica, è utile mescolare piccole quantità di dente di leone fresco nel fieno o aggiungere l'erba secca al mangime concentrato. Si consiglia di iniziare con piccole dosi e aumentare gradualmente. La camomilla si dimostra particolarmente preziosa in caso di disturbi digestivi di origine nervosa. Le sue proprietà antispasmodiche e calmanti aiutano a sciogliere le tensioni nel tratto gastrointestinale [s68]. Un'applicazione pratica è la preparazione di un infuso concentrato di camomilla, da aggiungere all'acqua da bere. Per ogni 100 kg di peso corporeo, si raccomanda una dose giornaliera di circa 15-20 g di fiori di camomilla essiccati. Un aspetto particolarmente interessante è l'effetto degli oli essenziali sulla flora intestinale. Questi possono ridurre in modo mirato i patogeni e allo stesso tempo promuovere la crescita di batteri intestinali benefici [s68]. Questa caratteristica li rende preziosi alleati nel ripristino di una flora intestinale sana, ad esempio dopo somministrazioni di antibiotici o in caso di disturbi digestivi.

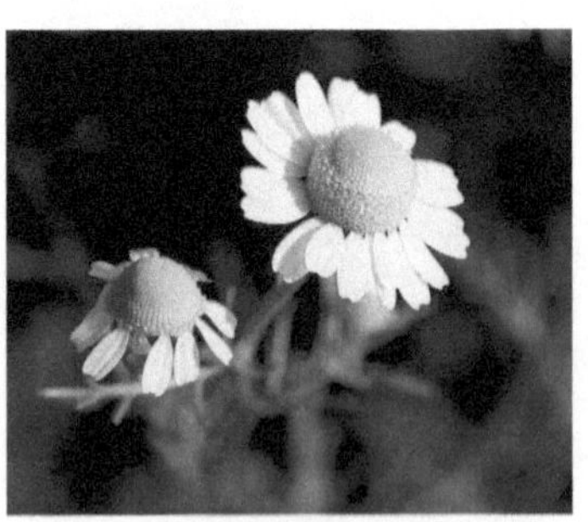

Camomilla [i30]

Alfalfa (luce) si è dimostrata un tampone naturale nel tratto digestivo. Le sue particolari proprietà supportano il mantenimento di un pH sano nello stomaco e promuovono la digestione delle fibre [s69]. Durante l'alimentazione, l'alfa dovrebbe idealmente essere somministrata prima del mangime concentrato per sfruttare al meglio la sua azione tampone. La combinazione di diverse erbe può aumentare la loro efficacia. Studi scientifici hanno dimostrato che miscele di erbe appositamente formulate possono migliorare la digestione delle fibre e

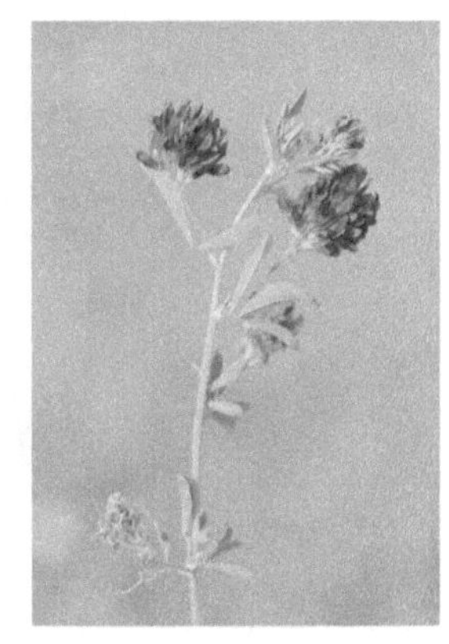

Alfalfa [i31]

influenzare positivamente la salute intestinale [s68]. Una miscela collaudata consiste in parti uguali di dente di leone, camomilla e alfalfa, da aggiungere al mangime per un periodo di 2-3 settimane. Per l'applicazione pratica, è importante non combinare le erbe in modo arbitrario, ma fare riferimento a miscele collaudate. Il dosaggio dovrebbe essere adattato al peso del cavallo e il trattamento per problemi cronici dovrebbe essere concordato con il veterinario. Soprattutto per la prima applicazione, è consigliabile iniziare con piccole quantità e osservare attentamente la reazione del cavallo. L'uso di polveri vegetali come integratori alimentari si è affermato nell'alimentazione moderna dei cavalli [s70]. Questi prodotti appositamente sviluppati possono supportare la flora intestinale naturale e aiutare in caso di problemi gastrici. Nella scelta, è importante prestare attenzione a prodotti di alta qualità, specificamente sviluppati per i cavalli. Un approccio olistico al supporto digestivo dovrebbe considerare, oltre all'uso di erbe, anche le abitudini alimentari e le condizioni di allevamento. Movimento regolare, sufficiente fieno e un ambiente a basso stress sono fattori importanti per una digestione sana. L'applicazione preventiva di erbe digestive può essere particolarmente utile in situazioni di stress come tornei, trasporti o cambi di stalla. Qui si è dimostrata efficace la somministrazione preventiva di erbe calmanti e digestive per prevenire possibili disturbi digestivi.

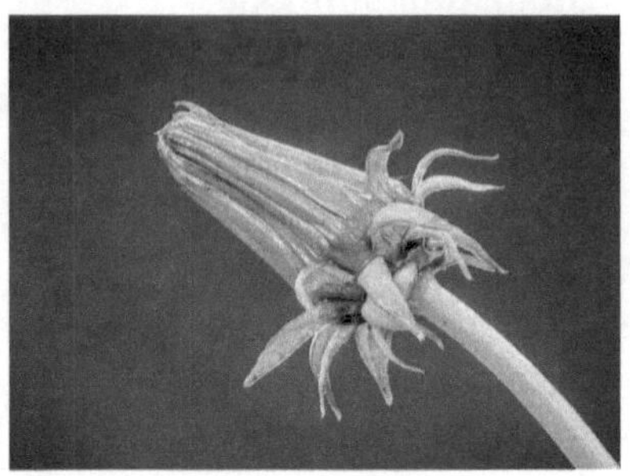

Tarassaco [i32]

Glossario

Alfalfa

Una pianta della famiglia delle leguminose, che può crescere fino a 1 metro di altezza e grazie al suo sistema radicale profondo può assorbire minerali da strati di terreno più profondi.

patogeno

Patogeno o malattia - si riferisce a organismi come batteri o virus che possono causare malattie.

2. 1. 3. Piante per rafforzare il sistema immunitario

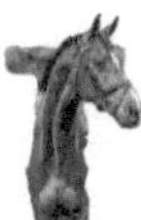 l sistema immunitario dei cavalli può essere supportato in modo efficace attraverso l'uso mirato di erbe. Studi scientifici dimostrano l'efficacia di diverse piante medicinali, utilizzate da secoli nella medicina tradizionale [s71].

Echinacea purpurea (Echinacea) gioca un ruolo chiave. Questa pianta aumenta dimostrabilmente l'attività delle cellule immunitarie e migliora sia la difesa immunitaria cellulare che quella umorale [s72]. Nella pratica, è consigliato somministrare l'Echinacea come tintura o erba secca durante la stagione umida e fredda. Per ogni 500 kg di peso corporeo, si raccomanda una dose giornaliera di 15-20 ml di tintura o 20-25 g di erba secca.

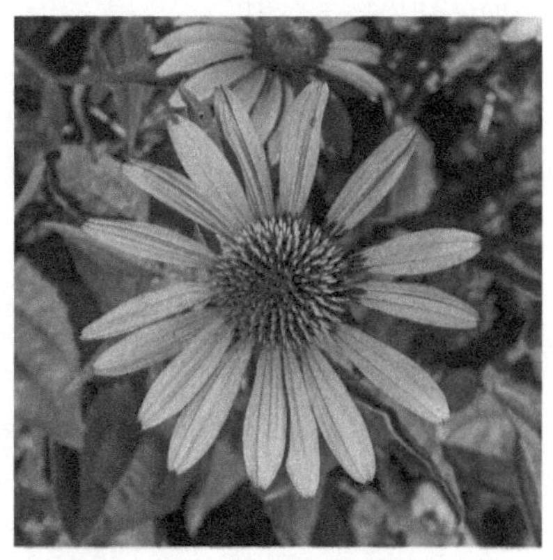

Echinacea purpurea [i33]

Glycyrrhiza glabra (Radice di liquirizia) mostra notevoli proprietà immunomodulanti. Attiva i macrofagi e i granulociti, supportando così le difese naturali dell'organismo [s73]. Nella somministrazione, la radice dovrebbe essere mescolata al cibo come polvere o estratto. È importante seguire un ciclo di 2-3 settimane con una pausa successiva.

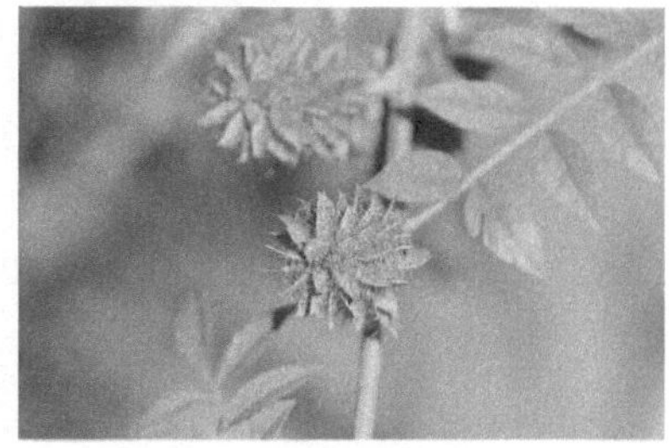

Glycyrrhiza glabra [i34]

<u>Origanum vulgare</u> (Origano) si è dimostrato un promettente immunomodulatore [s72]. I suoi oli essenziali hanno un'azione antimicrobica e rinforzano il sistema immunitario. Nella pratica, l'origano può essere mescolato fresco o secco al cibo. Un metodo collaudato è anche la preparazione di un'infusione concentrata da aggiungere all'acqua da bere.

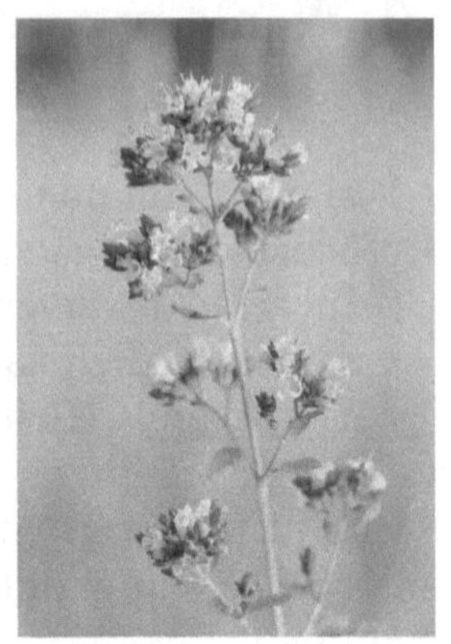

Origano [i35]

<u>Curcuma longa</u> (Curcuma) e Zingiber officinalis (Zenzero) si completano a vicenda nella loro azione di potenziamento immunitario [s71]. Mentre la curcuma ha un'azione particolarmente antinfiammatoria, lo zenzero supporta le difese grazie al suo effetto stimolante sul metabolismo. La combinazione di entrambe le radici può essere mescolata al cibo come polvere, iniziando con piccole quantità.

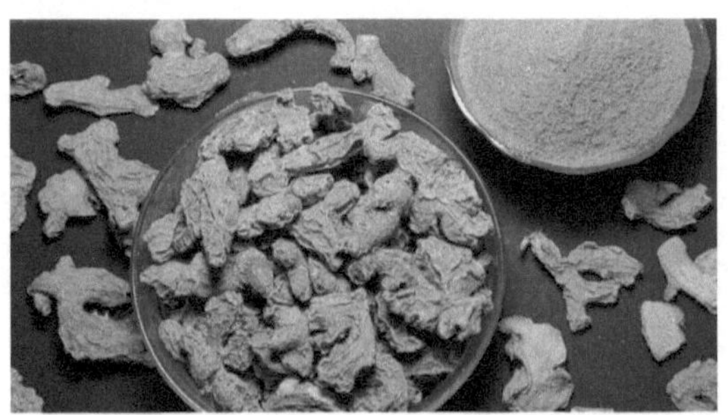

Zingiber officinalis [i36]

Allium sativum (Aglio) si è dimostrato un antibiotico naturale e promuove la produzione di immunoglobuline [s73]. Nella somministrazione, è importante che il cavallo accetti il sapore. Un'introduzione graduale attraverso un aumento della dose si è rivelata efficace.

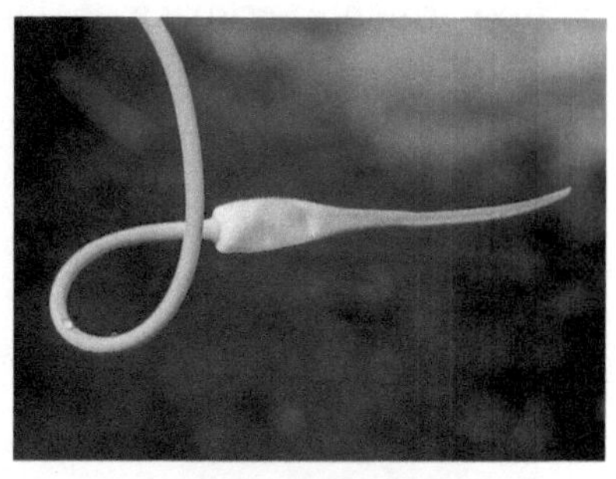

Allium sativum [i37]

<u>Moringa oleifera</u> mostra proprietà promettenti nel supporto del sistema immunitario [s71]. Le foglie sono ricche di vitamine e minerali e possono essere mescolate secche al cibo. Soprattutto durante la convalescenza dopo malattie, la Moringa si è dimostrata preziosa.

Nella pratica dell'uso di piante immunostimolanti, è importante seguire alcune regole fondamentali:
- Le erbe dovrebbero essere somministrate in cicli (2-3 settimane)
- È consigliabile una combinazione di massimo 3-4 erbe
- La dose deve essere adattata al peso del cavallo
- Nella prima somministrazione, è importante osservare la tolleranza
- Malattie croniche richiedono consultazione con il veterinario

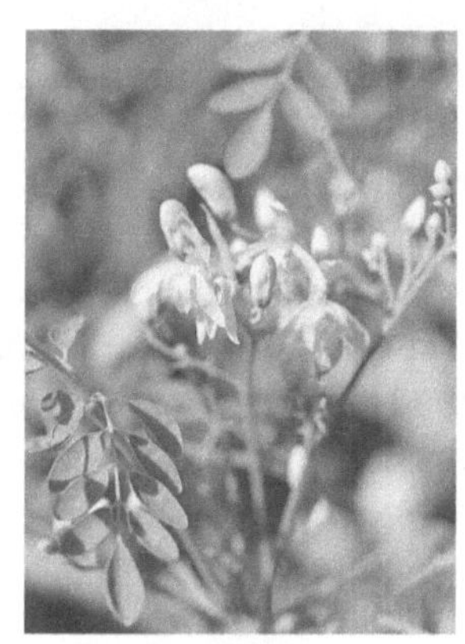

Moringa oleifera [i38]

Particolarmente efficace è l'uso preventivo di erbe immunostimolanti in situazioni di stress come:
- Fasi di competizione
- Cambio di stalla
- Stress da trasporto
- Cambiamenti climatici
- Cambi di gruppo

Una miscela di base collaudata per il potenziamento immunitario è composta da:
- 40% Echinacea purpurea
- 30% Origanum vulgare
- 30% Glycyrrhiza glabra

Questa miscela può essere mescolata al cibo per 2-3 settimane, seguita da una pausa di una settimana. Se necessario, il ciclo può essere ripetuto. La ricerca mostra che i <u>fitochemici</u> contenuti nelle piante medicinali, come flavonoidi, saponine e alcaloidi, contribuiscono in modo significativo all'azione immunostimolante [s71]. Queste sostanze non solo supportano la difesa diretta contro i patogeni, ma ottimizzano anche la risposta immunitaria dell'organismo.

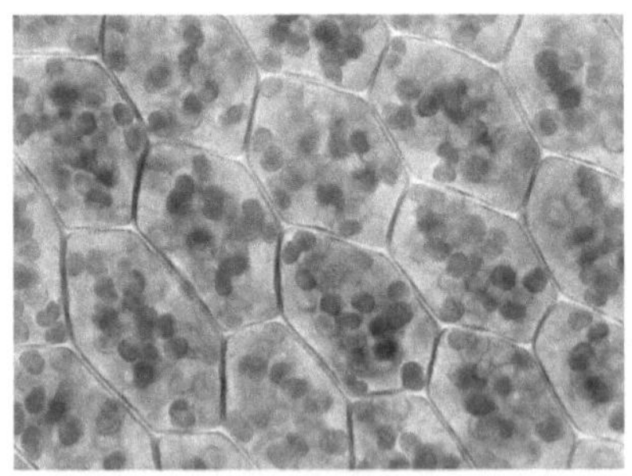

Phytochemikalien [i39]

Curcuma longa
Una pianta tropicale della famiglia delle Zingiberacee con grandi foglie allungate e fiori gialli, il cui rizoma è di un intenso colore giallo-arancio.

Echinacea purpurea
Una pianta perenne del Nord America che può raggiungere i 150 cm di altezza e presenta fiori caratteristici di colore viola-rosa con capolini spinosi.

Fitochemici
Sostanze vegetali biologicamente attive che non appartengono ai nutrienti principali, ma possono svolgere importanti funzioni di protezione e segnalazione nell'organismo.

Glycyrrhiza glabra
Una pianta perenne alta fino a 2 metri con foglie pennate e fiori blu-viola, le cui radici sono circa 50 volte più dolci dello zucchero.

Moringa oleifera
Un albero a crescita rapida della famiglia delle Moringacee, che può raggiungere i 12 metri di altezza e ha foglie trifogliate.

Origanum vulgare
Una pianta aromatica della famiglia delle Labiate con fusto legnoso, che cresce spontaneamente in Europa e Asia e porta fiori rosa-porpora.

2. 1. 4. Erbe cicatrizzanti

L a guarigione delle ferite nei cavalli può essere efficacemente supportata attraverso l'uso mirato di erbe medicinali. Diverse piante con i loro specifici principi attivi giocano un ruolo importante nella rigenerazione dei tessuti danneggiati e nella difesa dalle infezioni [s74].

Particolarmente efficace è la calendula (<u>Calendula officinalis</u>) con la sua azione favorevole alla guarigione delle ferite e antinfiammatoria. Può essere applicata come un unguento o una tintura direttamente sulle aree interessate. È importante pulire accuratamente la ferita prima e effettuare il trattamento regolarmente. Un'applicazione pratica è la preparazione di un unguento di calendula: i fiori di calendula vengono estratti in olio d'oliva e successivamente lavorati con cera d'api fino a ottenere una consistenza spalmabile [s74]. L'iperico (<u>Hypericum perforatum</u>) mostra notevoli proprietà nella guarigione delle ferite. Le sue proprietà antibatteriche e cicatrizzanti lo rendono un valido aiuto nel trattamento di tagli, escoriazioni e ferite post-operatorie. Nella pratica, l'applicazione come estratto oleoso si è dimostrata efficace, applicandolo con cautela sulle aree interessate [s74]. La mirra, un rimedio tradizionale, trova applicazione nel trattamento delle ferite grazie alle sue <u>proprietà antifungine</u> e <u>antiseptiche</u>. Come tintura diluita, può essere utilizzata per la pulizia e disinfezione delle ferite. È consigliabile testare inizialmente l'applicazione su una piccola area per garantire la tollerabilità [s74].

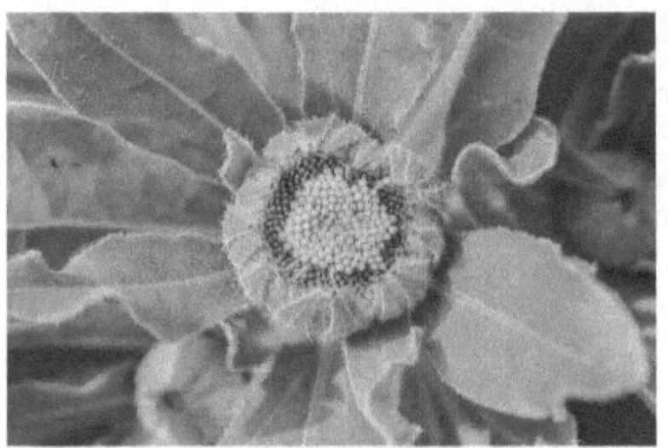

Calendula officinalis [i40]

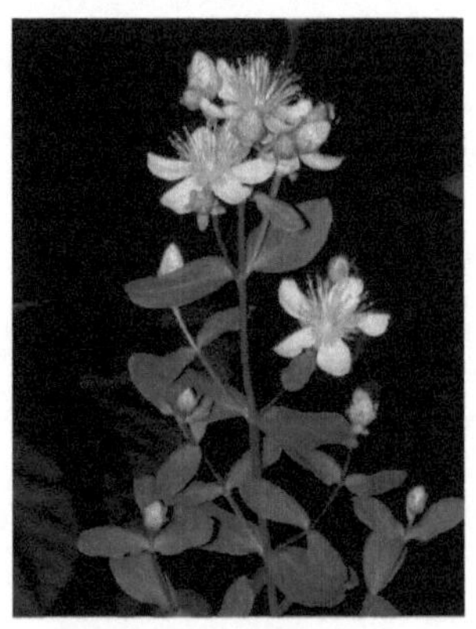

Iperico [i41]

Un approccio promettente è la combinazione di diverse piante medicinali sotto forma di impacchi per le ferite. Studi scientifici hanno dimostrato che preparati a base di erbe appositamente sviluppati possono accelerare la guarigione delle ferite e ridurre il rischio di infezioni [s75]. Una combinazione collaudata è composta da:
- Calendula per la rigenerazione dei tessuti

- Iperico per l'azione antibatterica
- Camomilla per l'azione antinfiammatoria
- Achillea per l'emostasi

Nell'applicazione pratica delle erbe cicatrizzanti, è importante seguire alcuni principi fondamentali: 1. Pulizia accurata della ferita prima di ogni trattamento 2. Applicazione sterile dei preparati 3. Controllo regolare del decorso della guarigione 4. Documentazione del trattamento 5. In caso di ferite profonde o molto sporche, consultare sempre un veterinario

Il piantago (<u>Plantago lanceolata</u>) si è dimostrato particolarmente efficace per le lesioni superficiali. I suoi principi attivi favorevoli alla guarigione supportano la rigenerazione naturale della pelle. Nella tradizione, le foglie fresche vengono schiacciate e applicate direttamente sulle piccole ferite [s76]. La combinazione di trattamento esterno con erbe cicatrizzanti e l'applicazione interna di piante immunostimolanti si è rivelata particolarmente efficace. Le erbe utilizzate internamente supportano i processi di guarigione dall'interno, mentre il

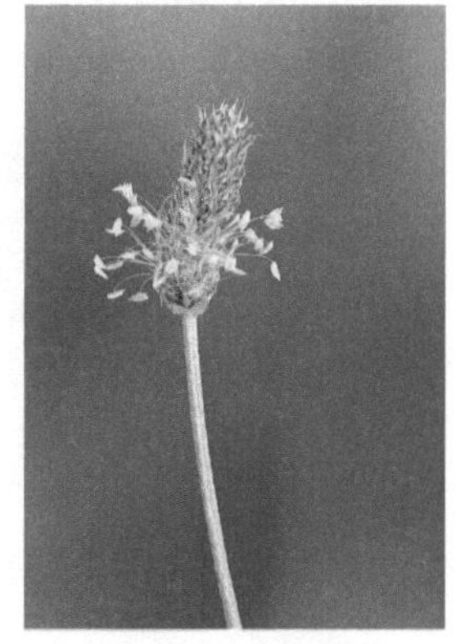

Plantago lanceolata [i42]

trattamento esterno agisce direttamente sul luogo della lesione [s75]. Per un trattamento efficace delle ferite con erbe medicinali, è importante seguire un approccio sistematico:

1. Fase: Pulizia e disinfezione della ferita
- Pulizia accurata con una tintura di erbe diluita
- Rimozione di sporcizia e tessuti morti

2. Fase: Trattamento della ferita
- Applicazione dei preparati a base di erbe appropriati
- Protezione della ferita da influenze esterne

3. Fase: Supporto alla guarigione
- Controllo regolare del decorso della guarigione
- Adattamento del trattamento secondo necessità

Nell'applicazione delle erbe cicatrizzanti, è fondamentale supportare i processi naturali di guarigione e non interferire. Il trattamento deve sempre essere effettuato con mani pulite e materiali sterili. In caso di segni di complicazioni come forte gonfiore, formazione di pus o guarigione ritardata, è necessario consultare immediatamente un veterinario.

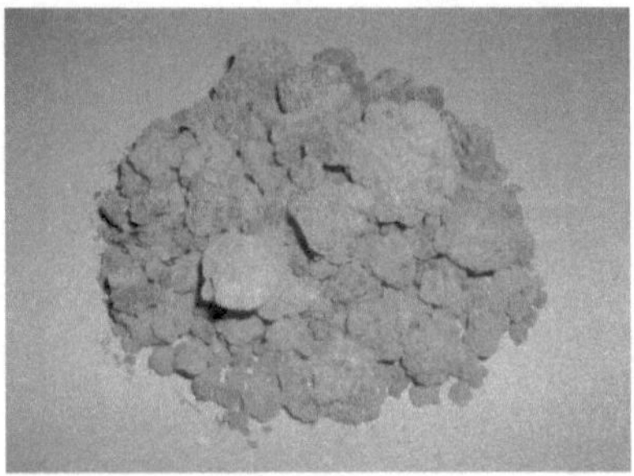

Myrrhe [i43]

Glossario

antiseptisch
Indica l'azione germicida o inibente sui microrganismi come batteri
e funghi

Calendula officinalis
Nome latino della calendula, appartenente alla famiglia delle
Asteraceae e originaria della regione mediterranea

Hypericum perforatum
Nome latino dell'iperico, un indicatore di magrezza appartenente
alla famiglia delle Hypericaceae

Plantago lanceolata
Nome latino del piantago, un'erba perenne della famiglia delle
Plantaginaceae con foglie lanceolate caratteristiche

antifungal
Indica la proprietà di inibire la crescita di funghi o di ucciderli

Riepilogo - 2. 1. Erboristeria

- Il timo contiene oli essenziali con proprietà espettoranti e antibatteriche, la dose è di 2-3 g di erba secca per 100 kg di peso corporeo.

- Il curcumina solubile in acqua riduce dimostrabilmente la produzione di composti ossidativi dannosi nelle vie respiratorie.

- Gli oli essenziali possono ridurre in modo mirato i patogeni e allo stesso tempo promuovere la crescita di batteri intestinali benefici.

- L'alfa alfa agisce come un tampone naturale nel tratto digestivo e dovrebbe idealmente essere somministrato prima del mangime concentrato.

- L'Echinacea purpurea aumenta dimostrabilmente l'attività delle cellule immunitarie e migliora sia la difesa immunitaria cellulare che quella umorale.

- La Glycyrrhiza glabra attiva i macrofagi e i granulociti per supportare le difese naturali dell'organismo.

- Il Moringa oleifera mostra promettenti proprietà immunostimolanti ed è particolarmente efficace durante la convalescenza.

- Una miscela di base collaudata per il potenziamento immunitario è composta dal 40% di Echinacea purpurea, 30% di Origanum vulgare e 30% di Glycyrrhiza glabra.

- I fitochemici come flavonoidi, saponine e alcaloidi contribuiscono in modo significativo all'azione immunostimolante delle piante medicinali.

- Il millefoglie mostra proprietà antibatteriche e di guarigione dei tessuti nel trattamento di tagli, escoriazioni e ferite post-operatorie.

- La mirra ha un'azione antifungina e antisettica nel trattamento delle ferite.

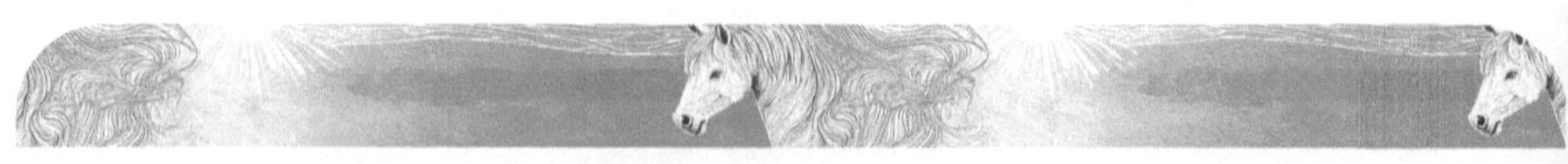

2. 2. Fisioterapia

ome possiamo supportare al meglio i processi naturali di guarigione del corpo del cavallo? Qual è il ruolo della fisioterapia come approccio terapeutico olistico? Queste domande interessano terapeutici, veterinari e proprietari di cavalli quando si tratta di mantenere la salute e riabilitare i cavalli. La fisioterapia nel cavallo comprende diverse metodologie di trattamento che agiscono specificamente sull'apparato locomotore, sul sistema nervoso e sui processi metabolici. Dalla terapia manuale classica a tecniche innovative di taping, fino a forme specializzate di massaggio, offre un ampio ventaglio di possibilità per prevenire e trattare disturbi. Mentre alcune di queste metodologie si basano su conoscenze esperienziali millenarie, le moderne scoperte scientifiche hanno portato a una comprensione più profonda dei loro meccanismi d'azione. L'integrazione di queste conoscenze nella pratica consente oggi un trattamento preciso ed efficace di vari problemi di salute nel cavallo. I seguenti paragrafi esaminano in dettaglio le principali tecniche fisioterapiche e mostrano come possano integrarsi per ottenere risultati terapeutici ottimali.

„La terapia manuale non solo favorisce la circolazione sanguigna e allevia le tensioni muscolari, ma supporta anche il drenaggio linfatico nel corpo del cavallo."

2. 2. 1. Terapia manuale

a terapia manuale è una componente centrale del trattamento fisioterapico dei cavalli e comprende diverse tecniche eseguite da terapisti formati con le mani [s77]. Questa forma di terapia mira a risolvere le limitazioni del movimento e a ripristinare la funzionalità dell'apparato locomotore. Un aspetto fondamentale della terapia manuale è il massaggio, che ha vari effetti positivi sul corpo del cavallo. Favorisce la circolazione sanguigna, allevia le tensioni muscolari e supporta il drenaggio linfatico [s78]. Durante l'esecuzione di un massaggio, è importante procedere in modo sistematico e osservare attentamente le reazioni del cavallo. I terapisti di solito iniziano con sfioramenti leggeri e superficiali, aumentando gradualmente la pressione in base alle esigenze individuali del cavallo [s79]. Il <u>rilascio miofasciale</u> rappresenta una forma speciale di terapia manuale. Qui si esercita una pressione mirata sul tessuto connettivo (fascie) per sciogliere le aderenze e migliorare la mobilità [s78]. Questa tecnica richiede una particolare sensibilità, poiché il trattamento può essere a volte scomodo per il cavallo. I terapisti esperti adattano continuamente l'intensità alle reazioni del cavallo [s80]. Un altro componente importante sono gli esercizi di allungamento mirati. Questi aiutano a ripristinare la lunghezza muscolare normale e a prevenire rigidità [s78]. Gli allungamenti devono sempre essere eseguiti lentamente e in modo controllato. Un esempio pratico è il delicato sollevamento di una zampa anteriore, mantenendo la gamba in posizione per circa 30 secondi per ottenere un efficace allungamento dei muscoli posteriori della spalla. La mobilizzazione articolare è un'altra tecnica centrale della terapia manuale [s81]. Qui si eseguono movimenti passivi delle articolazioni per migliorare la loro mobilità e ottimizzare la lubrificazione articolare [s78]. Questa tecnica richiede solide conoscenze anatomiche e dovrebbe essere eseguita esclusivamente da professionisti qualificati. La <u>Terapia NeuroSomatica</u> rappresenta un approccio integrativo in cui vengono analizzati e corretti schemi strutturali e biomeccanici [s82]. Questa forma di terapia è particolarmente efficace per disturbi cronici e considera l'interazione complessa tra muscoli, tendini e legamenti. I moderni centri di fisioterapia combinano spesso la terapia manuale con strumenti tecnologici come le analisi video del movimento [s83]. Questo consente una documentazione precisa dei progressi del trattamento e un continuo adattamento della terapia. Per il successo a lungo termine del trattamento, la cura posttrattamento è di grande importanza. I terapisti sviluppano spesso programmi di esercizi individuali che i proprietari di cavalli possono eseguire tra i trattamenti [s79]. Questi possono consistere, ad esempio, in semplici esercizi di allungamento o sequenze di movimento controllate. L'efficacia della terapia manuale si basa su vari meccanismi fisiologici. Oltre agli effetti meccanici diretti sui tessuti e sulle articolazioni, sono stati dimostrati anche influssi sui livelli ormonali, sull'attività parasimpatico e sulla circolazione sanguigna [s77]. Questo spiega l'effetto olistico del trattamento sull'organismo. Un terapista professionista adatta sempre il trattamento in modo individuale al singolo cavallo, tenendo conto di fattori come età, condizione fisica e eventuali patologie pregresse [s79]. La durata e l'intensità del trattamento vengono modificate in base alle reazioni del cavallo per ottenere risultati ottimali.

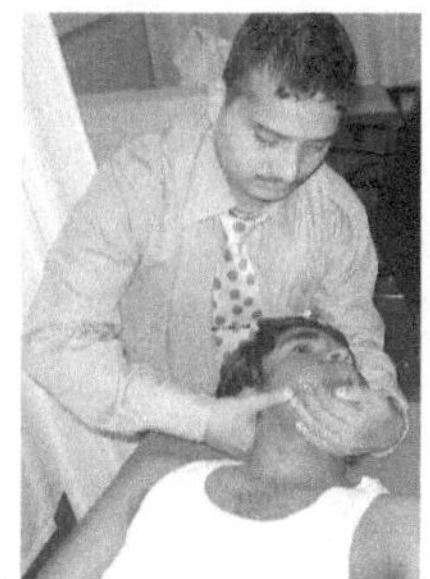

Mobilizzazione articolare [i44]

Glossario

parasimpatico
Parte del sistema nervoso autonomo, responsabile del riposo e della rigenerazione del corpo. È anche chiamato 'nervo del riposo' e favorisce la digestione e il rilassamento.

miofasciale
Si riferisce al trattamento dei muscoli e dei loro strati di tessuto connettivo circostanti. La terapia si basa sulla comprensione che questi strati tissutali formano una rete interconnessa in tutto il corpo.

Terapia NeuroSomatica
Un metodo di trattamento olistico che sfrutta la connessione tra il sistema nervoso e le strutture corporee. È stato sviluppato negli anni '80 e combina elementi di vari approcci di terapia manuale.

2. 2. 2. Taping kinesiologico

l taping kinesiologico si è affermato come metodo di trattamento innovativo ed efficace nella salute equina. Questa tecnica, originariamente proveniente dalla medicina umana, utilizza strisce di nastro elastico appositamente sviluppate per l'applicazione terapeutica [s84]. La particolarità risiede nella composizione del materiale, che per spessore ed elasticità assomiglia allo strato superficiale della pelle, interagendo così in modo ottimale con i tessuti. Negli equini, il taping kinesiologico trova un ampio spettro di applicazione. Viene utilizzato con successo per problemi tendinei e legamentosi, disfunzioni articolari e per il trattamento di gonfiori e deformità spinali [s85]. Un esempio pratico è il trattamento di una cavalla con problemi alla schiena: grazie all'applicazione mirata delle strisce lungo i muscoli della schiena, non solo è stata migliorata la mobilità, ma si è anche raggiunto un notevole miglioramento dell'umore generale del cavallo. Il meccanismo d'azione del taping kinesiologico si basa su diversi principi. Grazie alle proprietà elastiche del materiale, si genera un delicato effetto di sollevamento della pelle, che influisce sui tessuti sottostanti [s84]. Questa micromanipolazione porta a un miglioramento della circolazione sanguigna e supporta il drenaggio linfatico, risultando particolarmente vantaggiosa in caso di gonfiori e edemi. Ad esempio, in un cavallo con gonfiore articolare, il nastro può essere applicato con una tecnica linfatica specifica, attivando così il processo di guarigione. Un altro aspetto importante è l'effetto propriocettivo del taping. Attraverso la costante e delicata stimolazione dei recettori cutanei, si migliora la consapevolezza corporea del cavallo [s85]. Questo è particolarmente prezioso nella correzione di errori posturali o per supportare la riabilitazione dopo infortuni. Ad esempio, in un cavallo con problemi alla spalla, il taping mirato può ottimizzare l'attivazione muscolare e influenzare positivamente il modello di movimento. L'applicazione del taping kinesiologico richiede conoscenze approfondite e esperienza pratica. I terapisti devono non solo padroneggiare le diverse tecniche di taping, ma anche avere una profonda comprensione dell'anatomia e della biomeccanica equina [s86]. In corsi di formazione specifici, apprendono come applicare correttamente i nastri, scegliere le tecniche appropriate e valutare la situazione individuale del cavallo. Particolarmente degna di nota è la versatilità del taping kinesiologico. Può essere utilizzato sia nella fase acuta di un infortunio che in caso di problemi cronici [s84]. Inoltre, il metodo si combina perfettamente con altre tecniche fisioterapiche. Un esempio pratico è la combinazione di tecniche manuali con il taping di supporto, che spesso porta a risultati terapeutici più duraturi. L'applicazione avviene sempre seguendo un approccio sistematico: innanzitutto, viene effettuata un'analisi approfondita del problema, quindi viene selezionata la tecnica di taping appropriata e il nastro viene applicato tenendo conto dell'anatomia e dei modelli di movimento individuali del cavallo [s87]. L'efficacia deve essere monitorata continuamente, per poter apportare eventuali modifiche. Un ulteriore vantaggio del taping kinesiologico è la possibilità di prolungare l'effetto terapeutico tra le sedute di trattamento [s84]. Il nastro può rimanere sul cavallo per diversi giorni, a seconda dell'applicazione e della tolleranza cutanea, supportando in questo periodo il processo di guarigione. Questo è particolarmente prezioso nel trattamento di disturbi cronici o nella fase di riabilitazione dopo infortuni.

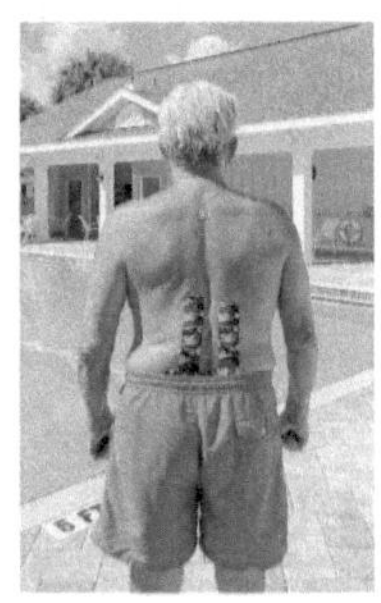

taping kinesiologico [i45]

proprioce ttivo

Si riferisce alla percezione del corpo nello spazio attraverso cellule sensoriali speciali nei muscoli, tendini e articolazioni. Questa percezione è importante per l'equilibrio e la coordinazione.

2. 2. 3. Tecniche di massaggio

L a terapia di massaggio per i cavalli comprende diverse tecniche specializzate, utilizzate in modo mirato per promuovere la salute e le prestazioni dell'animale [s88]. A differenza delle carezze superficiali, si tratta di metodi di trattamento sistematici che richiedono conoscenze anatomiche approfondite.

Una tecnica centrale è lo <u>Shiatsu</u>, una forma di massaggio originaria del Giappone. Qui, una pressione mirata viene esercitata con dita, mani, gomiti e persino ginocchia su punti specifici lungo i meridiani energetici (<u>Meridiani</u>) [s88]. Un terapeuta esperto può, ad esempio, risolvere blocchi in un cavallo con muscolatura dorsale tesa lavorando sistematicamente lungo i meridiani della vescica. Il trattamento inizia sempre in modo delicato e la sua intensità viene

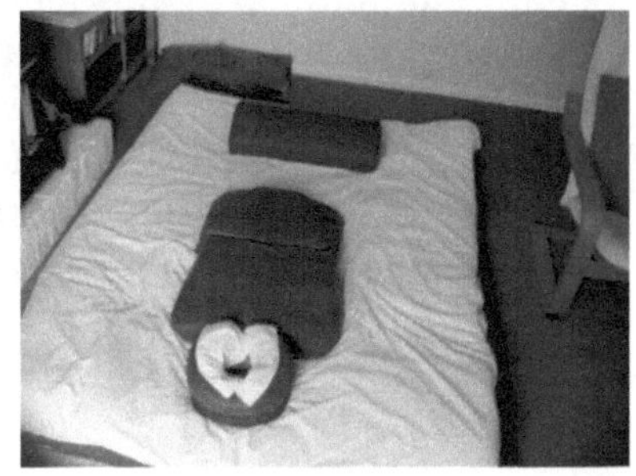

Shiatsu [i46]

adattata alle reazioni del cavallo. L'<u>agopressione</u> rappresenta un'altra importante tecnica di massaggio, in cui si esercita pressione su determinati punti del corpo con le punte delle dita [s88] [s89]. Questi punti corrispondono ai punti di agopuntura noti nella medicina tradizionale cinese. Un esempio pratico è il trattamento del punto "Vescica 60" sulla gamba posteriore per alleviare le tensioni nella muscolatura lombare. Il terapeuta esercita una pressione delicata e circolare per circa 30-60 secondi. Particolarmente nei giovani cavalli, si è dimostrata vantaggiosa una combinazione di diverse tecniche di massaggio [s90]. Durante le fasi di crescita, trattamenti regolari possono aiutare a bilanciare i carichi unilaterali e sviluppare una migliore consapevolezza corporea. Un tipico protocollo di trattamento potrebbe consistere, ad esempio, in un massaggio Shiatsu di 15 minuti seguito da agopressione mirata su punti rilevanti. L'efficacia terapeutica dei massaggi si basa su diversi meccanismi fisiologici [s91]. Oltre all'azione meccanica diretta sui tessuti, vengono considerati anche aspetti energetici. Il trattamento mira a sciogliere i blocchi e armonizzare il flusso energetico nel corpo. Ciò può avere un effetto positivo sulla qualità del movimento e sul benessere generale del cavallo. Per il successo duraturo del trattamento, la giusta frequenza e intensità dei massaggi sono decisive [s88]. In caso di problemi acuti, possono essere utili più trattamenti a settimana, mentre per la prevenzione spesso sono sufficienti sedute mensili. Un piano di trattamento individuale tiene conto di fattori come età, tipo di utilizzo e eventuali patologie preesistenti del cavallo. L'integrazione delle tecniche di massaggio in un concetto terapeutico olistico si è dimostrata particolarmente efficace [s90]. In questo caso, i massaggi vengono combinati con esercizi di condizionamento mirati. Un esempio sarebbe il massaggio della muscolatura della spalla prima di eseguire esercizi di allungamento, per ottimizzare la mobilità. L'efficacia del trattamento può essere verificata attraverso la documentazione regolare dei progressi. I terapeuti prestano particolare attenzione ai cambiamenti nella tensione muscolare, nella qualità del movimento e nel comportamento generale del cavallo. Queste osservazioni vengono integrate nella pianificazione del trattamento successivo e consentono un'ottimizzazione continua della terapia.

Glossario

Agopressione

Un metodo di guarigione in cui la pressione delle dita su determinati punti del corpo può alleviare i disturbi, basato sullo stesso principio dell'agopuntura, ma senza aghi.

Meridiano

Vie energetiche invisibili nel corpo, che secondo la medicina tradizionale orientale trasportano l'energia vitale e collegano una rete di oltre 360 punti.

Shiatsu

Un metodo di trattamento olistico proveniente dalla medicina tradizionale giapponese, che si basa sulla teoria dell'energia vitale 'Ki' e attiva le forze di autoguarigione attraverso una pressione dolce fino a profonda.

- La terapia manuale combina massaggio, rilassamento miofasciale e mobilizzazione articolare per ripristinare la funzionalità dell'apparato locomotore.

- La terapia NeuroSomatica analizza e corregge schemi strutturali e biomeccanici in caso di disturbi cronici.

- I moderni centri di fisioterapia utilizzano analisi video del movimento per una documentazione precisa dei progressi terapeutici.

- La terapia manuale influisce dimostrabilmente sui livelli ormonali, sull'attività parasimpatica e sulla circolazione sanguigna.

- Il taping kinesiologico utilizza strisce elastiche che somigliano per spessore ed elasticità allo strato cutaneo.

- La micromanipolazione tramite taping migliora la circolazione sanguigna e il drenaggio linfatico grazie a un effetto di sollevamento della pelle.

- L'effetto propriocettivo del taping ottimizza la consapevolezza corporea attraverso una stimolazione costante dei recettori cutanei.

- Il massaggio Shiatsu lavora sistematicamente lungo i meridiani con pressione esercitata da dita, mani, gomiti e ginocchia.

- L'agopressione tratta punti specifici come "Vescica 60" per il rilascio mirato delle tensioni.

- L'integrazione delle tecniche di massaggio con esercizi di condizionamento mostra una particolare efficacia terapeutica.

2. 3. Terapie Alternative

a ricerca di forme terapeutiche efficaci e compatibili per i cavalli coinvolge sia i veterinari che i proprietari di cavalli. Mentre la medicina tradizionale offre metodi di trattamento indispensabili, cresce costantemente l'interesse per approcci terapeutici complementari. Ma quali metodi di trattamento alternativi si sono affermati nella medicina equina? Come può essere scientificamente inquadrata la loro efficacia? E quale ruolo possono svolgere nel concetto complessivo della salute equina? I seguenti paragrafi esaminano quattro importanti forme di terapia alternativa: agopuntura, osteopatia, omeopatia e terapia con fiori di Bach. Ognuna di queste metodologie si basa su proprie fondamenta teoriche ed esperienze pratiche. Un'analisi obiettiva delle loro possibilità e limiti aiuta i proprietari di cavalli e i terapeuti a prendere decisioni informate per il benessere dei loro animali.

„L'agopuntura promuove dimostrabilmente il rilascio di cellule staminali mesenchimali nel flusso sanguigno, che a loro volta producono proteine antinfiammatorie e oppioidi endogeni."

2. 3. 1. Agopuntura

'agopuntura, una pratica curativa millenaria proveniente dalla Cina, sta guadagnando sempre più importanza nella medicina equina moderna [s92]. Come parte della Medicina Veterinaria Tradizionale Cinese (TCVM), si basa sul concetto di Qi - l'energia vitale - e mira a stabilire un equilibrio armonioso nell'organismo [s93]. Nella pratica, vengono posizionate aghi molto sottili in punti specifici del corpo. Questi punti di agopuntura si caratterizzano per un'alta concentrazione di terminazioni nervose libere, arteriole, mastociti e vasi linfatici [s93]. Studi scientifici hanno dimostrato che la stimolazione di questi punti porta a un aumento del rilascio di endorfine, sostanze antinfiammatorie e ormoni [s94]. Un approccio particolarmente innovativo è l'elettroagopuntura, in cui viene applicata una debole corrente elettrica tra due aghi [s92]. Questa variante moderna promuove dimostrabilmente il rilascio di cellule staminali mesenchimali (MSCs) nel flusso sanguigno, che a loro volta producono proteine antinfiammatorie e oppioidi endogeni [s95]. Il campo di applicazione dell'agopuntura nei cavalli è notevolmente ampio. Nella medicina della riproduzione, viene utilizzata con successo per problemi come anoestrus, infezioni uterine o libido ridotta nei stalloni [s96]. Nella cura delle malattie respiratorie, inclusa l'asma, l'agopuntura mostra risultati promettenti [s97]. Si è dimostrata particolarmente efficace per disturbi muscoloscheletrici come rigidità del collo, mal di schiena e cambiamenti artritici [s92]. Una tipica seduta di trattamento dura circa un'ora, durante la quale la maggior parte dei cavalli tollera bene la procedura e si rilassa. In alcuni casi, una leggera sedazione può essere utile [s92]. Per il successo del trattamento, di solito sono necessarie almeno tre sedute [s92]. Un terapeuta esperto eseguirà un'accurata valutazione miofasciale prima dell'inizio del trattamento e identificherà eventuali punti trigger [s92]. Le esperienze pratiche mostrano che l'agopuntura è particolarmente efficace quando viene utilizzata come terapia complementare al trattamento convenzionale [s98]. Può, ad esempio, ridurre il tempo di guarigione delle lesioni tendinee o aumentare l'efficacia delle terapie del dolore classiche [s93]. Per malattie croniche come l'osteoartrite, molti proprietari di cavalli segnalano un miglioramento significativo della mobilità dei loro animali e una riduzione dei farmaci antidolorifici necessari. Un aspetto importante della TCVM è la considerazione individuale di ogni cavallo. Secondo questo concetto, ogni animale ha una personalità specifica, collegata ai cinque elementi, che deve essere presa in considerazione nella pianificazione del trattamento [s93]. Il terapeuta elabora quindi un piano di trattamento personalizzato che può includere diverse tecniche come l'agopuntura classica, l'elettroagopuntura, aquapuntura o il massaggio dei punti di agopuntura [s93]. Per i proprietari di cavalli è importante comprendere che l'agopuntura non è una terapia miracolosa e non dovrebbe essere utilizzata come unica modalità di trattamento [s97]. Piuttosto, esprime il suo miglior effetto come parte di un concetto terapeutico olistico che include sia metodi di trattamento tradizionali che moderni [s98]. Il numero crescente di centri specializzati e terapeuti qualificati [s99] rende oggi questa preziosa forma di terapia accessibile a molti proprietari di cavalli.

Glossario

Anoestrus
Una fase di inattività sessuale nelle fattrici, in cui non si
manifestano sintomi di calore

Aquapuntura
Una variante dell'agopuntura in cui vengono iniettati liquidi nei
punti di agopuntura

Arteriole
Piccole arterie con un diametro di 0,04 a 0,1 millimetri, che
regolano il flusso sanguigno nei tessuti

Endorfina
Antidolorifici endogeni, noti anche come 'ormoni della felicità', che
aumentano il benessere

Mastocita
Cellule immunitarie speciali che immagazzinano importanti
messaggeri e possono rilasciarli al bisogno

Cellula staminale mesenchimale
Cellule particolari nel corpo che possono svilupparsi in vari tipi di
tessuto come osso, cartilagine o tessuto muscolare

Punto trigger
Nodi dolorosi nella muscolatura che possono causare dolore
irradiato al tatto

Qi
Una fondamentale energia vitale secondo la concezione cinese, che
scorre attraverso invisibili canali (meridiani) nel corpo e ne regola le
funzioni

Miofasciale
Si riferisce alla connessione tra i muscoli e il tessuto connettivo
circostante

2. 3. 2. Osteopatia

'Osteopatia rappresenta una forma di terapia manuale olistica che considera il corpo come un'unità funzionale e si basa su processi di guarigione naturali [s100]. Negli equini, questo metodo di trattamento si è dimostrato particolarmente prezioso, poiché non richiede interventi invasivi o farmaci aggiuntivi [s101]. I principi fondamentali del trattamento osteopatico si basano sull'assunto che tutti i sistemi corporei siano in stretta interrelazione. Il terapeuta utilizza le sue mani esperte per percepire e trattare disfunzioni nel sistema muscolo-scheletrico, negli organi interni e nel sistema nervoso. Vengono impiegate tecniche dolci che attivano le capacità di autoguarigione del corpo. Un aspetto essenziale dell'osteopatia equina è l'accurata prima valutazione. Il terapeuta osserva inizialmente il cavallo a riposo e in movimento per identificare asimmetrie o limitazioni nei movimenti.

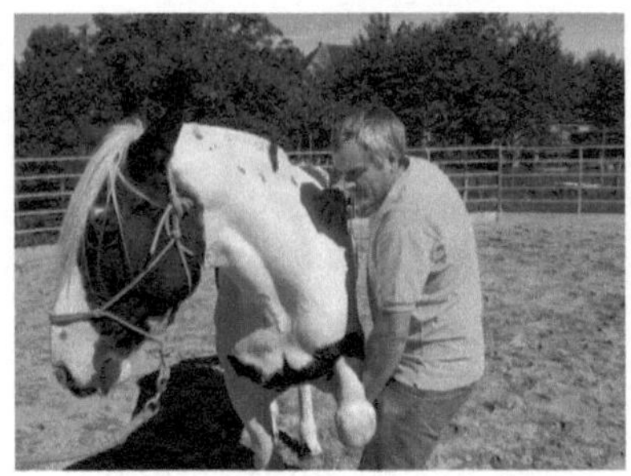

Osteopatia [i47]

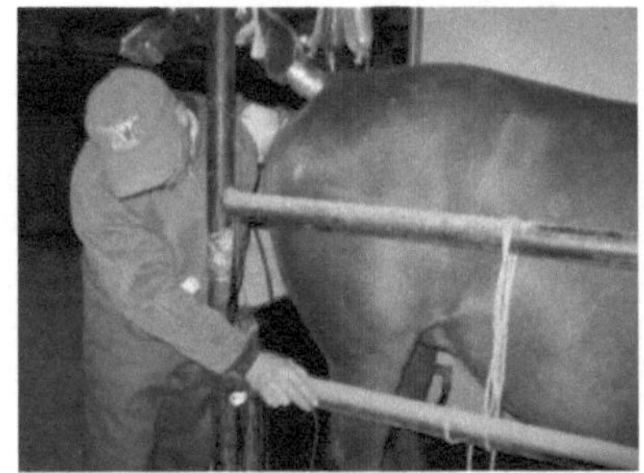

Palpazione [i48]

Successivamente, si procede a una palpazione sistematica dell'intero corpo. Particolarmente rivelatrice è la reazione del cavallo a determinati tocchi: un allontanamento o una deviazione possono indicare aree dolorose. Il trattamento stesso comprende diverse tecniche come mobilizzazioni dolci, movimenti ritmici e tecniche di impulso specifiche. Un osteopata esperto, ad esempio, non si limiterà a trattare la regione dolorosa evidente in un cavallo con problemi alla schiena, ma cercherà anche possibili cause in altre aree del corpo. Disallineamenti nella zona pelvica, ad esempio, possono portare a tensioni nella schiena. Studi scientifici dimostrano gli effetti positivi del trattamento osteopatico. È stato dimostrato che la terapia può aumentare la soglia nocicettiva meccanica nei cavalli con e senza dolore alla schiena [s101]. Questo significa praticamente una tolleranza al dolore migliorata e una maggiore mobilità. I vantaggi del trattamento osteopatico sono molteplici. Oltre al miglioramento dello stato di salute generale e del benessere emotivo, i cavalli trattati beneficiano di una maggiore mobilità articolare e di un'ottimizzazione della guarigione dopo infortuni [s102]. Particolarmente interessante per i cavalli sportivi è la possibilità di aumentare le prestazioni e ridurre il rischio di infortuni attraverso trattamenti osteopatici regolari. Un aspetto importante dell'osteopatia equina moderna è l'integrazione della <u>Cranio-Osteopatia</u> [s102]. Questa forma sottile di trattamento si occupa dei movimenti delicati delle ossa craniche e del loro impatto sull'intero sistema. In particolare, in caso di paura del capo o dopo trattamenti dentali, questa tecnica speciale può rivelarsi molto utile. Per un trattamento efficace, la collaborazione tra osteopata, veterinario e proprietario del cavallo è essenziale. Il proprietario dovrebbe seguire alcune regole comportamentali fondamentali dopo il trattamento: il cavallo non dovrebbe svolgere lavoro intenso per 24-48 ore, ma un leggero movimento è benefico. Inoltre, si dovrebbe lavorare su terreni morbidi per dare al corpo la possibilità di riorganizzarsi. L'organizzazione professionale per osteopati equini, fondata nel 2013, contribuisce allo sviluppo continuo di questa forma di terapia attraverso la ricerca e la formazione [s100]. Ciò garantisce elevati standard di qualità e un miglioramento continuo delle metodologie di trattamento. Per i proprietari di cavalli è importante sapere che l'osteopatia può essere utilizzata sia in modo preventivo che terapeutico. Controlli regolari possono aiutare a identificare e trattare i problemi precocemente, prima che si manifestino. In caso di disturbi acuti, è consigliabile prima una valutazione veterinaria, prima di utilizzare il trattamento osteopatico come terapia complementare.

Glossario

Cranio-Osteopatia

Un ramo speciale dell'osteopatia che si occupa dei movimenti
ritmici del liquido cerebrospinale e del loro impatto sull'organismo.

Osteopatia

Una metodica di cura sviluppata da Andrew Taylor Still nel XIX
secolo, basata sull'assunto che il corpo è capace di autoguarigione
quando tutte le strutture sono ottimamente mobili.

nocicettivo

Si riferisce alla percezione di stimoli potenzialmente dannosi per i
tessuti (dolorosi) da parte di cellule nervose speciali, i nocicettori.

Palpazione

Una tecnica di esame medico in cui si percepiscono strutture,
consistenze e stati di tensione del corpo attraverso la palpazione
sistematica con le mani.

2. 3. 3. Omeopatia

'omeopatia come forma di terapia complementare nella medicina equina è oggetto di controversie. Mentre alcuni terapeuti e proprietari di cavalli riportano esperienze positive, organizzazioni veterinarie come il Royal College of Veterinary Surgeons e la British Veterinary Association avvertono di procedere con cautela nell'applicazione [s103]. Un principio centrale del trattamento omeopatico è la terapia individuale. Non si considerano primariamente i sintomi della malattia, ma l'intero quadro del cavallo - comprese le sue abitudini, preferenze e avversioni - viene preso in considerazione nella ricerca del rimedio [s104]. Questo approccio olistico può essere particolarmente significativo nel trattamento dei disturbi comportamentali. Risultati interessanti emergono da uno studio sul trattamento dei comportamenti stereotipati nei cavalli. Qui sono stati selezionati rimedi omeopatici specifici in base alla costituzione individuale e al rispettivo problema comportamentale. L'applicazione quotidiana ha portato a miglioramenti misurabili nel comportamento degli animali [s105]. Nella pratica, è importante che i proprietari di cavalli somministrino i rimedi regolarmente e secondo uno schema stabilito. La documentazione delle variazioni comportamentali in un diario terapeutico può essere molto utile. Un caso clinico notevole descrive il trattamento riuscito di un cavallo con guarigione delle ferite resistente alla terapia. Dopo un trattamento convenzionale infruttuoso di una ferita profonda alla gamba, la terapia alternativa ha portato alla completa guarigione in cinque settimane. Il follow-up di un anno non ha mostrato recidive [s106]. Tali rapporti di casi possono fornire importanti indicazioni per ulteriori ricerche, ma non sostituiscono studi sistematici. La valutazione scientifica dell'omeopatia in medicina veterinaria è complessa. Numerosi studi controllati randomizzati finora non hanno dimostrato effetti superiori a quelli del placebo [s103]. Ciò porta alla raccomandazione di utilizzare i trattamenti omeopatici esclusivamente come supporto a terapie basate su evidenze e non come metodo di trattamento unico [s103]. Per i proprietari di cavalli e i terapeuti è importante sapere che l'uso di rimedi omeopatici non deve sostituire il trattamento veterinario, ma solo integrarlo. In caso di malattie acute o gravi, deve sempre essere effettuata prima una diagnosi veterinaria. La decisione di intraprendere o meno un trattamento omeopatico complementare dovrebbe essere presa in consultazione con il veterinario curante. Un crescente database di studi clinici e rapporti di casi sull'omeopatia veterinaria serve come risorsa per ulteriori ricerche [s107]. Di fronte a sfide globali come l'aumento della resistenza agli antibiotici, esiste un urgente bisogno di indagini scientifiche di alta qualità per comprendere meglio il ruolo dell'omeopatia nella moderna medicina equina [s106]. Per l'applicazione pratica, si raccomanda un approccio strutturato: inizialmente dovrebbe essere effettuata un'accurata anamnesi, che oltre ai disturbi attuali consideri anche il temperamento del cavallo, le sue abitudini di vita e le malattie precedenti. La scelta del rimedio avviene quindi secondo il principio di similarità da un terapeuta qualificato. Il trattamento richiede pazienza, ma se eseguito con coerenza può portare a risultati positivi [s105].

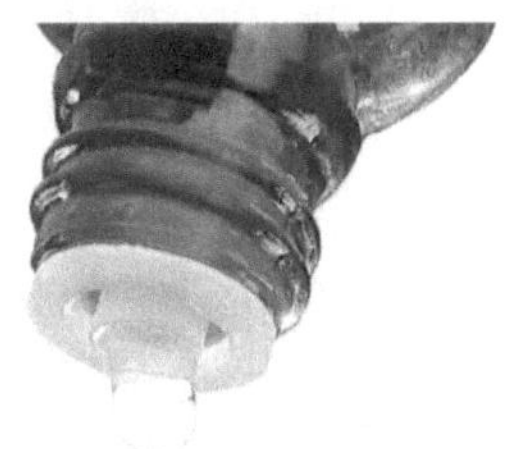

Omeopatia [i49]

Anamnesi
L'interrogatorio sistematico sulla storia di una malattia, compresi tutti gli eventi sanitari e le circostanze di vita rilevanti

Costituzione
L'insieme delle caratteristiche fisiche e psichiche di un essere vivente, che determinano la sua individualità e resistenza

Omeopatia
Una metodo di cura alternativo fondato da Samuel Hahnemann, basato sul principio 'Il simile cura il simile' e che utilizza sostanze attive fortemente diluite

2. 3. 4. Fiori di Bach

Fiori di Bach, sviluppati negli anni '30 dal Dr. Bach, rappresentano una forma delicata di terapia alternativa che si concentra in particolare sulla salute emotiva dei cavalli [s108]. Il sistema si basa su 38 diverse essenze floreali, ottenute da piante specifiche, alberi e, in alcuni casi, minerali [s109]. Queste essenze completamente non tossiche possono supportare in modo naturale l'equilibrio emotivo e fisico del cavallo. L'idea fondamentale di questa forma di terapia si basa sull'approccio <u>olistico</u>, secondo cui le malattie fisiche hanno una componente emotiva e pertanto dovrebbero essere trattate in modo globale [s110]. Questo rende i Fiori di Bach un'opzione terapeutica complementare preziosa, soprattutto per problemi comportamentali ed emotivi.

Lo spettro di applicazione nei cavalli è notevolmente ampio. I Fiori di Bach si sono dimostrati particolarmente efficaci in caso di:
- Comportamento di <u>grooming eccessivo</u>
- Problemi di dominanza nel gruppo
- Ansie da separazione
- Stati di shock
- Fasi di recupero dopo interventi chirurgici [s110]

L'applicazione pratica è semplice. Le essenze possono essere somministrate direttamente sulla lingua o sulle gengive del cavallo, oppure aggiunte all'acqua da bere. La dose raccomandata è di due a quattro applicazioni al giorno [s109]. Quando utilizzate nell'acqua da bere, si consigliano circa 10 gocce per contenitore d'acqua, con un rischio di sovradosaggio considerato molto basso [s111]. Una particolarità della terapia con i Fiori di Bach è la possibilità di una composizione individuale. Ognuna delle 38 essenze floreali mira a uno specifico stato emotivo [s108]. Un terapeuta esperto, dopo un'analisi approfondita del carattere del cavallo e dei problemi presenti, creerà una combinazione su misura di diverse essenze. La miscela Rescue, una combinazione speciale di cinque essenze floreali, si è dimostrata particolarmente efficace in situazioni di stress acuto. Aiuta a ripristinare l'equilibrio emotivo e può essere utilizzata, ad esempio, prima di tornei o trasporti [s109]. I primi effetti si manifestano solitamente dopo una o due settimane di applicazione regolare [s109]. Per risultati duraturi, si raccomanda una durata del trattamento di almeno tre mesi [s112]. La terapia può essere facilmente combinata con altre forme di trattamento [s113], rendendola un prezioso complemento alla medicina veterinaria convenzionale. Particolarmente interessante è l'uso dei Fiori di Bach nella prevenzione della salute. Possono aiutare a riequilibrare precocemente le disarmonie emotive, prima che si manifestino in sintomi fisici. Questo li rende uno strumento prezioso nella gestione della salute olistica dei cavalli. L'accettazione crescente di questa forma di terapia si riflette anche nel fatto che sempre più cliniche veterinarie e organizzazioni per la protezione degli animali utilizzano i Fiori di Bach come alternativa delicata per supportare gli animali con problemi emotivi [s113]. Si apprezza in particolare che la personalità naturale del cavallo rimanga intatta e che vengano armonizzati solo i modelli comportamentali indesiderati.

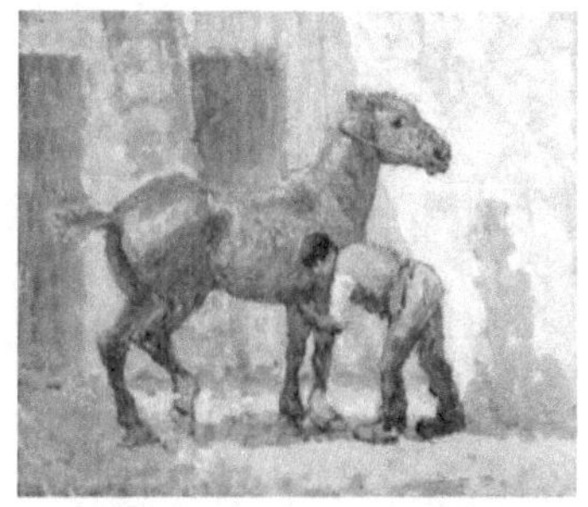

comportamento di grooming [i50]

Glossario

Comportamento di grooming

Comportamento naturale di cura nei cavalli, in cui si puliscono e grattano a vicenda o se stessi. Serve per la cura del pelo e il legame sociale.

olistico

Prospettiva che considera tutti gli aspetti di un sistema nel suo insieme, piuttosto che analizzarli singolarmente.

Riepilogo - 2. 3. Terapie Alternative

- L'agopuntura porta comprovabilmente al rilascio di cellule staminali mesenchimali e oppioidi endogeni.
- L'elettroagopuntura potenzia l'effetto terapeutico attraverso deboli correnti elettriche tra gli aghi.
- I punti di agopuntura presentano un'alta concentrazione di arterioli, mastociti e vasi linfatici.
- Il trattamento osteopatico aumenta la soglia meccanica nocicettiva nei cavalli con mal di schiena.
- L'osteopatia craniale tratta i movimenti sottili delle ossa craniche e i loro effetti sistemici.
- Una palpazione sistematica dell'intero corpo del cavallo consente di identificare disfunzioni.
- I trattamenti omeopatici hanno mostrato successi in studi su comportamenti stereotipati basati sulla costituzione individuale.
- La documentazione delle variazioni comportamentali in un diario terapeutico è essenziale per il trattamento omeopatico.
- I fiori di Bach sono composti da 38 diverse essenze floreali e mirano principalmente alla salute emotiva.
- La miscela Rescue, composta da cinque specifiche essenze floreali, viene utilizzata con successo in situazioni di stress acuto.
- Un comportamento di grooming eccessivo può essere positivamente influenzato da una mirata terapia con fiori di Bach.

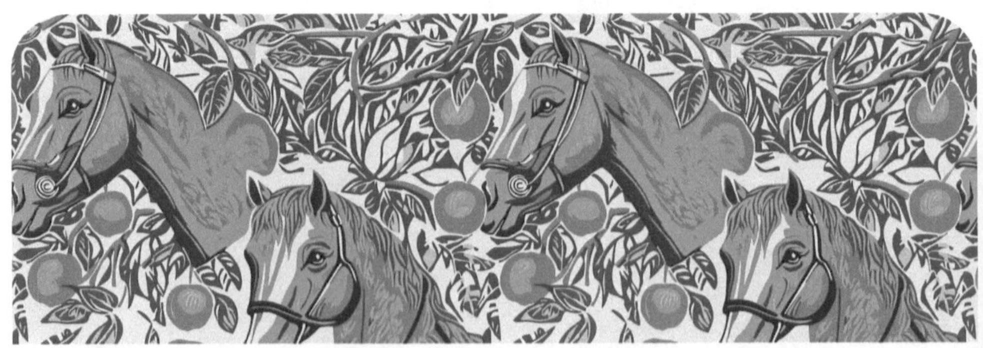

Revisione - 2. Metodi di Guarigione Naturale

- Le erbe medicinali come timo ed eucalipto agiscono efficacemente nelle malattie respiratorie grazie ai loro oli essenziali.

- Il curcumina solubile in acqua riduce dimostrabilmente la produzione di composti ossidativi dannosi.

- La combinazione di menta e finocchio supporta sinergicamente la fluidificazione del muco.

- Il dente di leone ottimizza la produzione di acido gastrico e supporta i movimenti intestinali naturali.

- L'alfa alfa agisce come un tampone naturale nel tratto digestivo e promuove la digestione delle fibre.

- Il rilascio miofasciale scioglie miratamente le aderenze nel tessuto connettivo attraverso una pressione controllata.

- L'elettroagopuntura promuove il rilascio di cellule staminali mesenchimali nel flusso sanguigno.

- L'osteopatia craniale tratta i movimenti sottili delle ossa craniche e i loro effetti sistemici.

- I trattamenti omeopatici hanno mostrato in studi miglioramenti misurabili nei comportamenti stereotipati.

- I fiori di Bach supportano dimostrabilmente l'equilibrio emotivo, specialmente in situazioni di stress come i tornei.

- La miscela Rescue di cinque specifici fiori di Bach aiuta acutamente a ripristinare l'equilibrio emotivo.

- Sebbene questi metodi di guarigione naturali mostrino successi impressionanti, una solida assistenza medica di base rimane comunque essenziale - come dovrebbe essere esattamente, lo scoprirete nel prossimo capitolo.

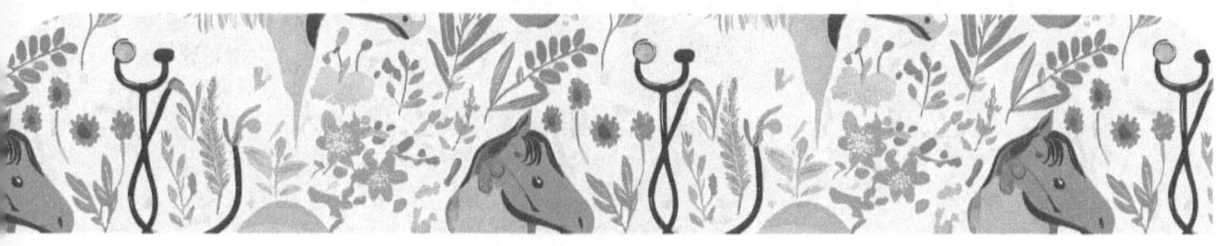

3. Assistenza Medica di Base

a cura medica di base dei cavalli richiede una conoscenza approfondita, una pianificazione accurata e un'azione rapida in caso di emergenza. Ma quali materiali dovrebbero essere presenti in una farmacia ben attrezzata per stalle? Come si riconoscono i primi segni di colica e quali misure immediate devono essere adottate? La regolare prevenzione sanitaria attraverso vaccinazioni, sverminazioni e controlli dentali costituisce le fondamenta per una vita sana del cavallo. Si pone quindi la questione della frequenza ottimale di queste misure e della loro corretta esecuzione. Anche la cura quotidiana degli zoccoli gioca un ruolo centrale: quali aspetti devono essere particolarmente considerati? I seguenti capitoli forniscono conoscenze essenziali per la cura medica di base dei cavalli e offrono raccomandazioni pratiche per situazioni di emergenza. Solo chi è preparato e conosce i principali segnali di allerta può reagire correttamente nel momento decisivo e fornire al proprio cavallo le migliori cure possibili.

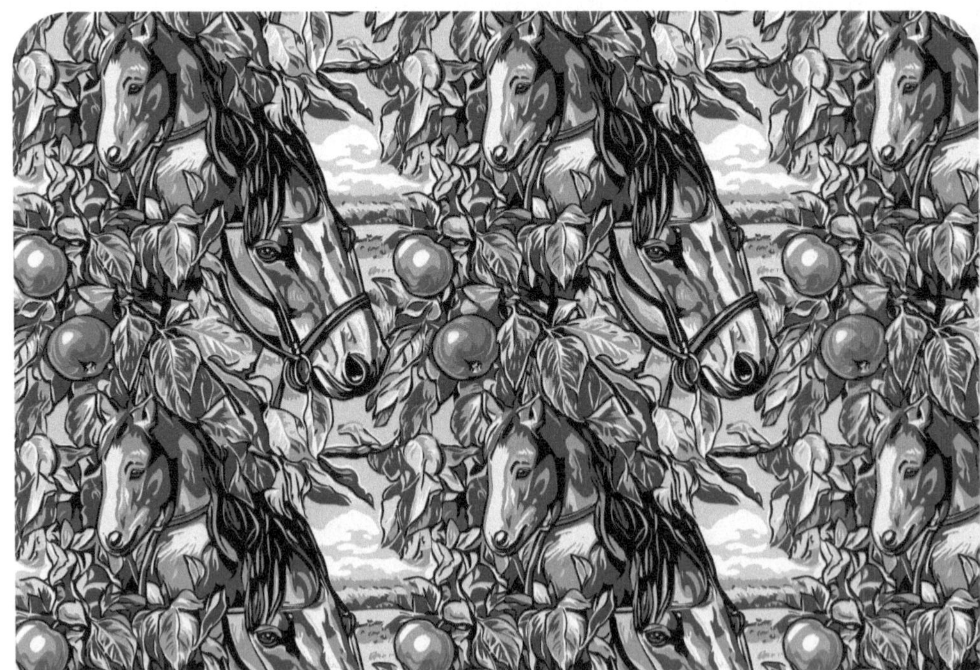

3. 1. Farmacia da Scuderia

a farmacia del maneggio rappresenta il cuore della fornitura medica di base nella scuderia. Ma cosa deve realmente contenere? Come si organizzano in modo sensato i vari materiali? E quali aspetti legali devono essere considerati nella conservazione dei farmaci? Una farmacia del maneggio ben progettata consente non solo un rapido primo soccorso in caso di emergenza, ma supporta anche la cura quotidiana della salute dei cavalli. L'organizzazione sistematica di materiali per medicazioni, farmaci e disinfettanti gioca un ruolo centrale. È altrettanto importante controllare regolarmente le scorte e le date di scadenza. Le sezioni seguenti mostrano in dettaglio come allestire professionalmente la vostra farmacia del maneggio e mantenerla funzionalmente nel tempo, affinché siate ottimamente preparati in caso di necessità.

„Una farmacia ben attrezzata per stalle è indispensabile per ogni proprietario di cavalli, poiché consente il primo soccorso in caso di emergenza e supporta la cura quotidiana della salute."

3. 1. 1. Equipaggiamento di base

n armadietto ben fornito è indispensabile per ogni proprietario di cavalli, poiché consente la prima assistenza in caso di emergenza e supporta la cura quotidiana della salute. L'equipaggiamento di base dovrebbe essere assemblato con attenzione e controllato regolarmente [s114]. I componenti essenziali includono innanzitutto materiali per bendaggi. Questi comprendono bende elastiche e non elastiche di diverse larghezze, garze sterili, cotone per bendaggi e bende autoadesive. Questi dovrebbero sempre essere disponibili in quantità sufficiente e in diverse dimensioni. Per la cura delle ferite, le soluzioni antisettiche sono indispensabili. È consigliabile avere a disposizione sia disinfettanti coloranti (ad es. a base di iodio) che non coloranti,

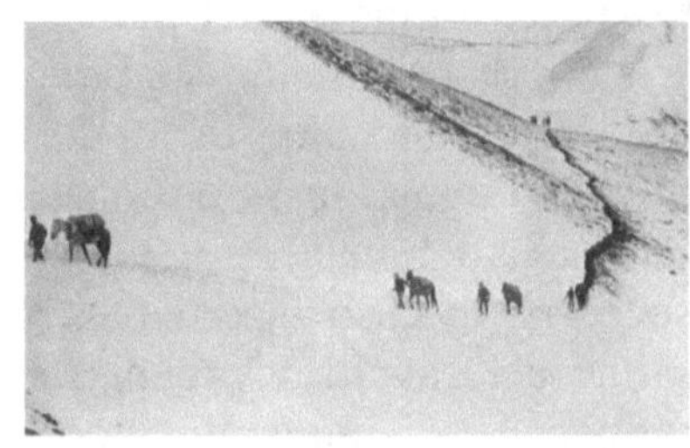

Impacco di ghiaccio [i51]

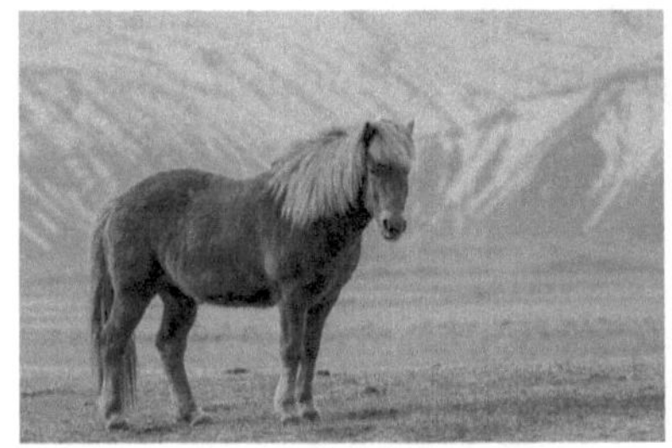

Medicinali [i52]

poiché alcune ferite richiedono un controllo regolare, che potrebbe essere complicato da una pelle colorata [s114]. Un altro aspetto importante è la documentazione e l'organizzazione dei contatti di emergenza. Creare un elenco impermeabile con tutti i numeri di telefono importanti, in particolare quello del veterinario e delle cliniche equine vicine. Questo elenco dovrebbe essere ben visibile nell'armadietto. Aggiungere anche gli indirizzi delle strutture, in modo da non perdere tempo prezioso nella ricerca di queste informazioni in caso di emergenza [s115]. Per lesioni acute, è indispensabile avere un impacco di ghiaccio [s115]. Tenere a disposizione sia impacchi di freddo istantanei che sacchetti refrigeranti riutilizzabili. Questi dovrebbero essere disponibili in diverse dimensioni, per poter raffreddare efficacemente sia piccole lesioni che aree più grandi come le articolazioni. La conservazione dei farmaci richiede particolare attenzione. Tutti i medicinali dovrebbero essere conservati in un armadietto chiudibile, asciutto e fresco. Tenere un elenco dei farmaci disponibili, delle loro date di scadenza e dei loro ambiti di applicazione. Controllare questo elenco mensilmente e sostituire i farmaci scaduti o in scadenza in tempo utile [s114]. Per situazioni di emergenza, è importante avere una riserva di cibo di base. Conservare sufficiente fieno per almeno tre giorni e una piccola quantità di mangime abituale. Assicurarsi che ci sia abbastanza acqua disponibile anche in caso di un possibile blackout. Una riserva di almeno 30 litri per cavallo dovrebbe essere sempre pronta [s114]. Particolarmente importante è la corretta conservazione di tutti i documenti. Creare un raccoglitore impermeabile in cui conservare copie di tutti i documenti importanti: passaporto equino, certificati di vaccinazione, risultati di laboratorio recenti e prove di proprietà. Scansionare anche questi documenti e salvarli digitalmente, per avere accesso rapido in caso di emergenza [s114]. Si è dimostrato pratico istituire un sistema di ordinamento chiaro. Suddividere l'armadietto in aree chiaramente contrassegnate: materiali per bendaggi, medicinali, refrigerazione e documenti. Etichettare chiaramente tutti i compartimenti e creare una mappa della posizione, in modo che anche altre persone possano trovare tutto rapidamente in caso di emergenza. La manutenzione regolare dell'armadietto dovrebbe avvenire con una cadenza fissa. Creare un calendario di manutenzione e controllare mensilmente le scorte, le date di scadenza e le condizioni di tutti i materiali. Documentare questi controlli per mantenere il controllo e poter ordinare rifornimenti in tempo.

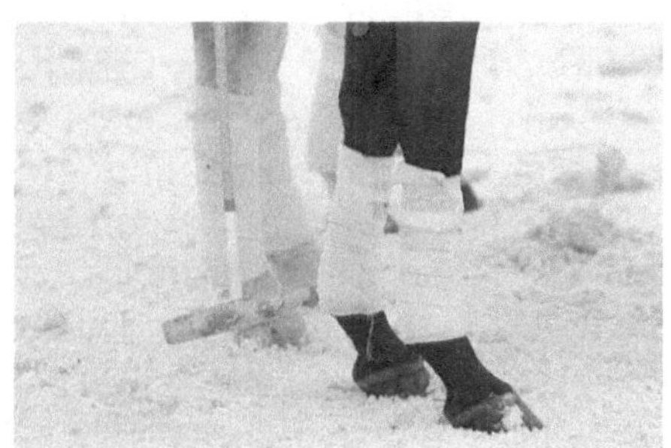

Materiali per bendaggio [i53]

3. 1. 2. Materiale per bendaggi

na corretta medicazione delle ferite nei cavalli richiede materiali per bendaggi di alta qualità e selezionati in modo appropriato. La scelta e l'applicazione dei diversi materiali sono decisive per il successo della guarigione. Per la medicazione di base delle ferite, le garze sterili di varie dimensioni sono indispensabili. Queste dovrebbero essere confezionate singolarmente per evitare <u>contaminazioni</u>. Durante l'applicazione, è importante che la garza copra generosamente i bordi della ferita. Una regola pratica è: la garza dovrebbe sporgere almeno 2-3 cm oltre i bordi della ferita. Il cotone idrofilo gioca un ruolo importante nell'applicazione di bendaggi protettivi. Distribuisce la pressione in modo uniforme e previene l'incisione delle bende esterne. Soprattutto nei bendaggi degli arti, un'adeguata imbottitura è essenziale. Il cotone dovrebbe essere applicato in più strati, con ogni strato fissato da una benda di fissaggio morbida. Le bende elastiche sono un altro componente indispensabile dei materiali per bendaggi. Consentono un bendaggio flessibile ma comunque stabile. Durante l'applicazione, la giusta tensione è fondamentale: bende troppo strette possono compromettere la circolazione sanguigna, mentre bende troppo allentate possono scivolare. Come orientamento, il bendaggio dovrebbe poter essere premuto di circa un dito. Le bende autoadesive si sono dimostrate particolarmente efficaci per la fissazione dei bendaggi. Non si attaccano alla pelle o al pelo, ma aderiscono molto bene a se stesse. Questo consente una tenuta sicura senza ulteriori mezzi di fissaggio. Durante l'applicazione, la benda dovrebbe essere avvolta con una leggera tensione e sovrapposta. La frequenza del cambio della benda dipende dal tipo e dallo stato della ferita [s116]. Ferite che secernono molto richiedono cambi più frequenti rispetto a lesioni secche e ben guarite. Ad ogni cambio di benda, la ferita dovrebbe essere pulita accuratamente con soluzioni $1 [s117]. A tal fine, sono particolarmente adatti tamponi sterili o salviette antisettiche per una pulizia delicata. In casi speciali, possono essere necessari anche bendaggi in gesso [s116]. Questi offrono la massima stabilità e riducono notevolmente la frequenza dei cambi di benda. Tuttavia, i bendaggi in gesso dovrebbero essere applicati solo sotto supervisione veterinaria, idealmente con monitoraggio stazionario del cavallo. Per la corretta conservazione dei materiali per bendaggi, è ideale un armadio asciutto e privo di polvere. Tutti i materiali dovrebbero essere conservati in contenitori chiudibili o nella loro confezione originale. Un'ordinata disposizione in base all'uso facilita il rapido reperimento in caso di necessità. Il controllo regolare delle scorte è essenziale. Non solo la quantità, ma anche lo stato dei materiali dovrebbe essere verificato. Materiali sporchi o danneggiati devono essere immediatamente scartati. Come indicazione per la dotazione minima: per ogni cavallo dovrebbero essere disponibili almeno tre set completi di bendaggi. Un consiglio pratico per le emergenze: preparate un "kit di pronto soccorso" in una scatola impermeabile, che potete portare anche durante le passeggiate. Questo dovrebbe essere compatto ma completo e contenere almeno garze, una benda elastica e salviette antisettiche. La corretta documentazione dei cambi di benda è importante per il monitoraggio del decorso. Annotate la data, i materiali utilizzati e le osservazioni sulla guarigione della ferita. Queste informazioni sono particolarmente preziose per il veterinario curante e consentono un'ottimale adattamento del trattamento.

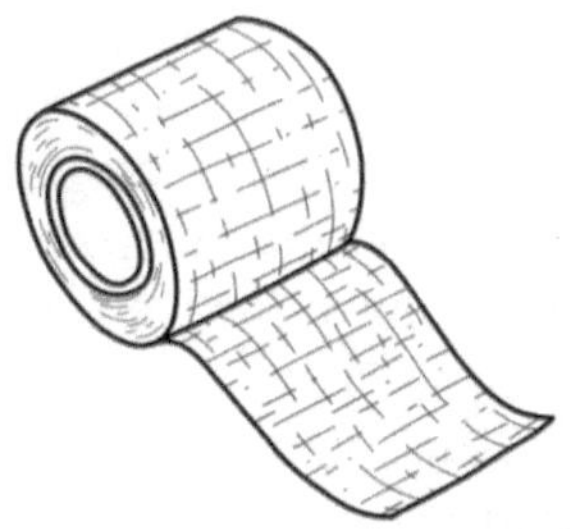

Bende autoadesive [i54]

3. 1. 3. Farmaci

a corretta gestione e conservazione dei farmaci nella farmacia del maneggio richiede particolare attenzione e responsabilità. In linea di principio, i farmaci possono essere utilizzati e conservati solo in consultazione con il veterinario curante [s118]. Questo vale in particolare per i medicinali soggetti a prescrizione. Un elemento importante nella gestione dei farmaci è la regolare sverminazione dei cavalli. A tal fine, dovrebbe essere redatto un piano di sverminazione individuale, che si basi sul carico parassitario del singolo cavallo. L'efficacia del trattamento vermifugo viene verificata attraverso esami delle feci regolari, in cui vengono determinati le uova per grammo di feci (EPG) [s119]. Nei puledri, si inizia la sverminazione già a due mesi di età, mentre alcuni principi attivi possono essere utilizzati solo a partire dal quinto mese di vita [s119]. Particolare cautela è necessaria nell'uso di sedativi. Questi dovrebbero essere somministrati esclusivamente da un veterinario e solo quando è medicalmente necessario [s120]. Prima di viaggi o trasporti, è consigliabile essere particolarmente cauti nell'amministrazione di farmaci, poiché possono verificarsi reazioni inaspettate. Una buona prassi è documentare il peso del cavallo prima della partenza, per poter meglio valutare eventuali cambiamenti di salute [s120]. Nell'acquisto di farmaci, è essenziale utilizzare esclusivamente fonti di approvvigionamento regolate e affidabili [s118]. L'uso di farmaci non autorizzati o non approvati dal veterinario deve essere rigorosamente evitato. Questo vale anche per i farmaci che si discostano dal loro utilizzo autorizzato. I veterinari hanno la possibilità di scegliere tra un ampio spettro di medicinali autorizzati, condizionatamente autorizzati o indicati [s121]. In alcuni casi, possono essere utilizzati anche compattati medicinali, ma solo se provengono da prodotti autorizzati o dall'elenco ufficiale dei principi attivi bulk. L'uso di tali preparati dovrebbe comunque essere limitato ai casi in cui non siano disponibili altre opzioni di trattamento autorizzate [s121].

Un consiglio pratico per l'organizzazione dei farmaci è la tenuta di un registro dei farmaci. In esso dovrebbero essere documentate le seguenti informazioni:
- Nome del farmaco
- Numero di lotto
- Data di scadenza
- Campo di applicazione
- Dosaggio
- Data di somministrazione
- Cavallo trattato
- Successo del trattamento

La conservazione dei farmaci deve avvenire secondo le condizioni stabilite dal produttore. Molti preparati richiedono un ambiente fresco e buio. Un armadietto per farmaci chiudibile con area refrigerata integrata si è dimostrato efficace nella pratica. Il controllo regolare delle date di scadenza e la tempestiva eliminazione dei farmaci scaduti sono essenziali. Nella cura delle malattie respiratorie, si è dimostrato che la scelta dell'antibiotico giusto è decisiva per il successo del trattamento [s122]. La decisione per un determinato preparato dovrebbe sempre basarsi sull'esperienza del veterinario curante e, se possibile, su un antibiogramma.

Glossario

Antibiogramma

Un test di laboratorio per determinare la sensibilità dei batteri a
diversi antibiotici, al fine di identificare il trattamento più efficace

compattato

Medicinali appositamente preparati e compattati, che consentono
una migliore gestione o dosaggio

EPG

Unità di misura per determinare l'infestazione da vermi, che viene
determinata attraverso l'analisi microscopica delle feci e serve come
base per la strategia di sverminazione

Principio attivo bulk

Materie prime farmaceutiche in grandi quantità, utilizzate dalle
farmacie per la produzione di medicinali individuali

3. 1. 4. Disinfettanti

disinfettanti svolgono un ruolo centrale nella farmacia di scuderia e sono indispensabili per la salute dei cavalli. La corretta selezione e applicazione di questi mezzi è fondamentale per la loro efficacia [s123]. In linea di principio, si distinguono diversi tipi di disinfettanti, che dovrebbero essere scelti in base all'area di utilizzo e alle esigenze. I disinfettanti fenolici si sono dimostrati particolarmente efficaci, poiché rimangono attivi anche in presenza di materiale organico come feci o lettiera [s124]. Questo è particolarmente importante, poiché molti patogeni come <u>rotavirus</u> o <u>salmonelle</u> possono sopravvivere in materiale organico [s125]. Per l'igiene quotidiana della scuderia e in caso di focolai di malattia è necessario un approccio sistematico. I quattro passaggi essenziali sono: 1. Rimozione accurata di tutto il materiale organico 2. Pulizia con sapone e risciacquo accurato con acqua 3. Asciugatura completa delle superfici 4. Applicazione del disinfettante rispettando il tempo di contatto prescritto [s126] Nella manipolazione dei disinfettanti, la corretta dosaggio è decisiva. Ogni prodotto deve essere diluito e applicato secondo le indicazioni del produttore. Una concentrazione troppo bassa può compromettere l'efficacia, mentre una concentrazione troppo alta può essere dannosa per la salute [s127]. In caso di un focolaio di malattia, sono necessarie misure igieniche speciali. I cavalli infetti devono essere isolati e tutte le superfici di contatto devono essere disinfettate. A tal fine, dovrebbero essere utilizzati strumenti separati come scope, pale e forche per le aree infette [s128]. Per l'igiene delle mani tra i contatti con i cavalli, sono particolarmente indicati <u>iodofori</u> o disinfettanti per le mani a base di alcol [s128]. Gli attrezzi richiedono particolare attenzione. Le redini, i capi e altri pezzi di equipaggiamento devono essere puliti e disinfettati regolarmente. Si è dimostrato efficace il seguente approccio: prima una pulizia meccanica accurata, poi la pulizia con un panno disinfettante adeguato o spruzzatura con disinfettante e infine asciugatura con un panno pulito [s127].

Nella scelta del disinfettante, dovrebbero essere considerati diversi fattori:
- Spettro d'azione contro patogeni specifici
- Compatibilità con i materiali da disinfettare
- Biodegradabilità
- Economicità [s125]

Per la farmacia di scuderia è consigliabile avere a disposizione diversi disinfettanti:
- Un preparato fenolico per la disinfezione generale della scuderia
- Un iodoforo per la disinfezione delle mani e la pulizia degli strumenti
- Un disinfettante per le mani a base di alcol per una rapida disinfezione intermedia

La corretta conservazione dei disinfettanti avviene in un armadietto separato e chiudibile, lontano da farmaci e materiali di medicazione. Tutti i contenitori devono essere chiaramente etichettati e l'etichetta originale con le istruzioni per l'uso deve essere mantenuta [s127].

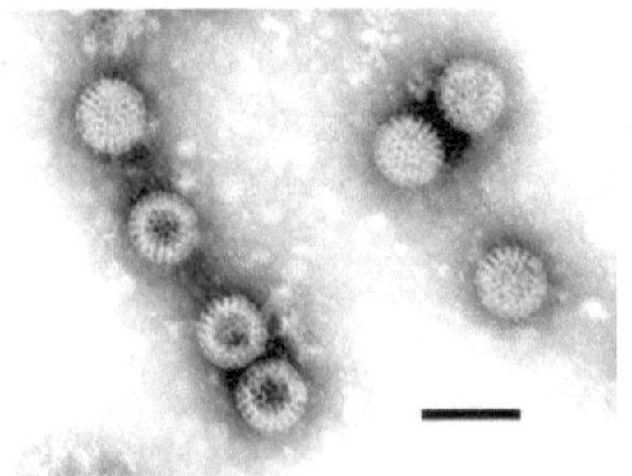

Rotaviren [i55]

Glossario

Iodoforo

Una forma speciale di disinfettante che contiene iodio in una connessione stabile con una molecola portante. Si colora caratteristicamente di marrone e ha una durata d'azione particolarmente lunga.

Rotavirus

Un gruppo di virus che possono causare gravi malattie diarroiche nei puledri. Sono molto resistenti e possono sopravvivere nell'ambiente per diversi mesi.

Salmonella

Batteri che possono causare gravi malattie gastrointestinali nei cavalli. Sono particolarmente pericolosi poiché possono essere trasmessi anche agli esseri umani e diffondersi rapidamente nella scuderia.

Riepilogo - 3. 1. Farmacia da Scuderia

- La farmacia del maneggio richiede almeno tre set completi di bende per cavallo.

- I disinfettanti fenolici rimangono efficaci anche a contatto con materiali organici come la lettiera.

- La sverminazione dei puledri inizia all'età di due mesi, alcuni principi attivi sono autorizzati solo a partire dal quinto mese di vita.

- I medicinali compattati devono provenire solo da prodotti autorizzati o dall'elenco ufficiale dei principi attivi in forma sfusa.

- Le garze sterili dovrebbero sporgere di 2-3 cm oltre i bordi della ferita.

- L'efficacia del trattamento antiparassitario viene controllata mediante la determinazione dell'EPG (uova per grammo di feci).

- Una riserva d'acqua di almeno 30 litri per cavallo dovrebbe essere sempre disponibile.

- Gli iodofori sono particolarmente adatti per la disinfezione delle mani tra i contatti con i cavalli.

- La tensione della benda dovrebbe essere scelta in modo che la benda possa essere premuta di circa un dito.

- In caso di focolai di malattia, devono essere utilizzati strumenti separati come scope e forche per le aree infette.

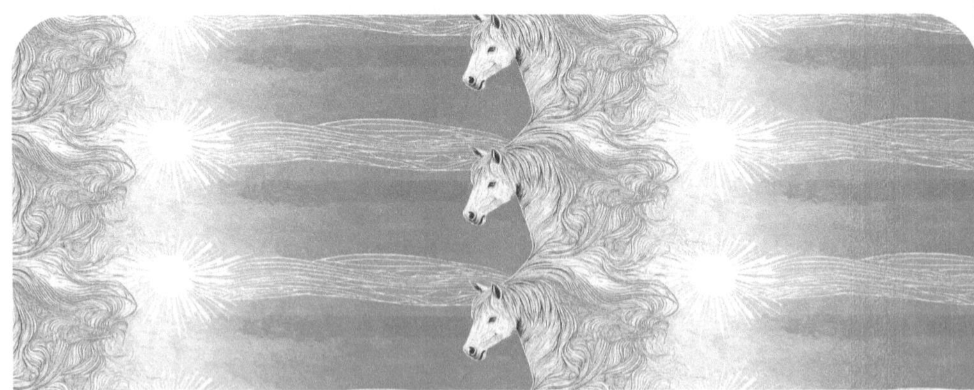

3. 2. Primo Soccorso

n situazioni critiche, spesso sono i minuti a decidere sulla salute o addirittura sulla vita di un cavallo. Ma come può un proprietario di cavalli riconoscere la gravità della situazione? Quando è necessario agire rapidamente e quando un intervento affrettato potrebbe addirittura peggiorare la situazione? Il primo soccorso per i cavalli richiede sia una conoscenza approfondita sia la capacità di agire con calma in situazioni di stress. Dalla corretta cura delle ferite al riconoscimento precoce dei segni di colica, fino alle misure di emergenza salvavita: la preparazione adeguata e la comprensione dei principi fondamentali possono essere decisive. Questo capitolo fornisce conoscenze essenziali per i proprietari di cavalli, affinché possano reagire in modo competente in situazioni di emergenza e riconoscere i propri limiti. Le misure presentate si basano su attuali conoscenze veterinarie e sono state preparate per un'applicazione pratica.

„Durante la prima medicazione di una ferita, si dovrebbe posizionare nuovo materiale su una benda ben imbevuta senza rimuovere quella vecchia, per non distruggere i nuovi coaguli di sangue formati.“

3. 2. 1. Cura delle ferite

a rapida e competente cura delle ferite è particolarmente importante nei cavalli, poiché questi animali sono molto suscettibili a infortuni a causa della loro natura [s129]. La gravità di una ferita può essere ingannevole: ferite grandi e sanguinanti appaiono spesso più drammatiche di quanto non siano, mentre piccole ferite vicino a giunture o tendini possono essere più gravi [s130]. Nella prima assistenza a una ferita, è essenziale mantenere la calma e tranquillizzare il cavallo [s131]. Se possibile, l'animale dovrebbe essere portato in un box pulito e asciutto o in un'area tranquilla. Un secchio di cibo può aiutare a distrarre e mantenere calmo il cavallo. È consigliabile coinvolgere una seconda persona per supporto prima di iniziare la valutazione della ferita o i primi soccorsi. La guarigione delle ferite avviene in diverse fasi: infiammazione, <u>migrazione cellulare</u>, deposizione di tessuto e contrazione della pelle [s132]. Per consentire una guarigione ottimale, le ferite dovrebbero idealmente essere suturate entro sei ore [s132]. Nella prima assistenza, si devono seguire i seguenti passaggi: 1. Per le ferite sanguinanti, applicare una pressione uniforme con una benda sterile e assorbente. Importante: se la benda si imbeve di sangue, posizionare materiale fresco sopra senza rimuovere quello vecchio, per non distruggere i nuovi coaguli di sangue [s129]. 2. Dopo aver fermato il sanguinamento, valutare la ferita in base alla posizione, profondità e gravità. Per la pulizia, è adatta una soluzione salina al 0,9% [s132]. Anche l'acqua potabile può essere utilizzata, ma con cautela per le ferite vicino a giunture o tendini [s132]. 3. Per ferite molto sporche, può essere utilizzata una soluzione lavante antimicrobica con iodio [s133]. Il getto d'acqua non dovrebbe essere troppo forte, per non spingere le impurità più in profondità nella ferita [s131].

Un veterinario dovrebbe essere consultato immediatamente in caso di:
- Sanguinamenti forti
- Ferite che attraversano l'intero spessore della pelle
- Infortuni vicino a giunture o tendini
- Strutture più profonde visibili
- Ferite fortemente contaminate [s130]

Fino all'arrivo del veterinario, non devono essere somministrati analgesici, poiché possono complicare la valutazione della ferita [s129]. Anche l'uso di farmaci topici dovrebbe essere evitato inizialmente [s132]. Una corretta fasciatura della ferita consiste in tre strati: 1. Strato primario: contatto diretto con la ferita 2. Strato secondario: imbottitura 3. Strato terziario: fissazione e compressione [s129]

Ogni proprietario di cavalli dovrebbe avere a disposizione un kit di pronto soccorso ben fornito. Questo dovrebbe contenere:
- Bende sterili
- Soluzioni antisettiche
- Bende
- Secchio pulito
- Forbici
- Termometro
- Asciugamani grandi
- Numero di telefono attuale del veterinario [s130]

Una sfida particolare nella guarigione delle ferite può essere la formazione di eccessivo <u>tessuto di granulazione</u> (noto anche come "carne nobile") [s133]. Questo può ostacolare la guarigione e richiede trattamento veterinario. Una corretta cura della ferita può prevenire questa complicazione. Il trattamento successivo della ferita dovrebbe avvenire in stretta consultazione con il veterinario [s134]. Per piccole ferite, si consiglia di cambiare la benda ogni 2-3 giorni, prestando attenzione ai segni di infezione [s130]. Una vaccinazione antitetanica attuale è essenziale per tutti i cavalli, poiché anche piccole ferite non rilevate possono portare a infezioni pericolose [s133].

Migrazione cellulare

Movimento diretto delle cellule nei tessuti, in cui le cellule di guarigione si muovono attivamente verso la ferita per supportare il processo di guarigione.

Tessuto di granulazione

Tessuto connettivo neoformato durante la guarigione delle ferite, composto da piccole protuberanze rossastre e importante per la guarigione. Tuttavia, una formazione eccessiva può diventare problematica.

3. 2. 2. Segni di colica

a colica nei cavalli è un'emergenza medica che richiede un intervento rapido. I sintomi si sviluppano solitamente in vari gradi di gravità e devono essere riconosciuti precocemente per evitare conseguenze gravi [s135]. Già nei casi lievi, i cavalli mostrano i primi segni caratteristici: arricciano le labbra, osservano intensamente i fianchi e diventano irrequieti. Spesso iniziano anche a grattare il terreno con gli zoccoli [s135] [s136]. Come proprietario di cavalli, dovresti essere particolarmente attento in questa fase e osservare attentamente il comportamento del tuo cavallo. Fai camminare il cavallo per un massimo di 10 minuti per vedere se i sintomi migliorano [s135]. Nei casi di colica moderata, i sintomi si intensificano notevolmente. Gli animali mostrano frequente minzione, si sdraiano ripetutamente e si rialzano. È caratteristico anche il rimanere sdraiati su un lato per un periodo prolungato [s135]. In questa fase è importante tenere il cavallo lontano da oggetti duri o appuntiti, che potrebbero causargli ferite mentre si sdraia. Documenta la frequenza e la durata dei sintomi: queste informazioni sono preziose per il veterinario. I casi gravi di colica si manifestano con rotolamenti violenti, sudorazione intensa e respirazione accelerata. Gli animali possono procurarsi ferite al corpo e al viso a causa di rotolamenti e movimenti incontrollati [s135]. In questa fase, è essenziale un intervento veterinario immediato. Fino all'arrivo del veterinario, dovresti cercare di evitare ulteriori ferite e monitorare le funzioni vitali. Un indicatore importante della gravità della colica è il comportamento alimentare e di assunzione di acqua. I cavalli colpiti mostrano spesso un completo disinteresse per cibo e acqua [s137]. La sudorazione si presenta frequentemente in modelli caratteristici (macchie). Il monitoraggio continuo dei segni vitali, in particolare della frequenza cardiaca e della temperatura, fornisce importanti indicazioni sullo stato di stress dell'animale [s137]. Richiedono particolare attenzione i casi in cui si sospetta una ernia diaframmatica come causa. I sintomi possono variare notevolmente e dipendono da quali organi interni sono coinvolti [s138]. In caso di grandi difetti, il colon può essere compresso, portando a coliche ricorrenti. È caratteristica la concomitanza di sintomi di colica e difficoltà respiratorie [s138]. Per la diagnosi differenziale, alcuni valori di laboratorio possono essere utili. Ad esempio, nella malattia da erba equina (EGS), i valori di serum-amiloide-A e fibrinogeno sono elevati, distinguendoli dalle cause di colica non infiammatorie [s139]. Queste informazioni aiutano il veterinario nella diagnosi e nel trattamento mirato.

Come proprietario di cavalli, dovresti contattare immediatamente un veterinario nelle seguenti situazioni:
- Se i sintomi persistono per più di 30 minuti
- In caso di evidente deterioramento delle condizioni
- Se si verificano sintomi gravi come rotolamenti violenti
- In caso di difficoltà respiratorie concomitanti
- Se il cavallo non assume cibo e acqua per un lungo periodo

L'osservazione e la documentazione accurata dei sintomi, così come il riconoscimento tempestivo della gravità, sono fondamentali per un trattamento efficace. Idealmente, crea un programma in cui annoti i sintomi osservati e la loro intensità. Queste informazioni sono estremamente preziose per il veterinario curante.

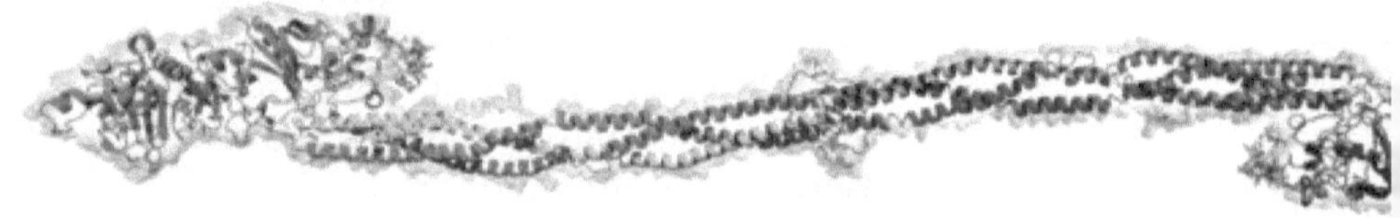

Fibrinogen [i56]

Ernia diaframmatica

Una rottura o difetto nel diaframma che consente agli organi della cavità addominale di migrare nella cavità toracica. Può essere congenita o causata da traumi.

Fibrinogeno

Una proteina prodotta nel fegato, importante per la coagulazione del sangue e che aumenta in caso di infiammazioni nel corpo. Viene utilizzata come marcatore diagnostico.

Serum-amiloide-A

Una proteina prodotta durante le infiammazioni nel corpo e che funge da importante marcatore infiammatorio nel sangue. Appartiene alle proteine di fase acuta.

3. 2. 3. Misure di emergenza

n situazioni di emergenza, un'azione rapida e ponderata è fondamentale per la salute e la sopravvivenza del cavallo. Un piano di emergenza ben concepito e la giusta preparazione costituiscono la base per una gestione efficace delle crisi [s140]. In linea di principio, tutte le persone che interagiscono regolarmente con il cavallo dovrebbero essere formate in primo soccorso di base. Questo include in particolare il riconoscimento dei segni di stress, come cambiamenti comportamentali, perdita di appetito e sintomi fisici come sudorazione eccessiva o respirazione accelerata [s141] [s142].

Nella preparazione per le emergenze, è essenziale redigere un piano di emergenza completo. Questo dovrebbe includere i seguenti elementi:
- Dati di contatto aggiornati di veterinari e trasportatori
- Documentazione di tutte le informazioni sanitarie importanti
- Identificazione permanente dei cavalli (microchip/tatuaggio)
- Documentazione aggiornata di vaccinazioni e salute
- Scorte di emergenza per 48-72 ore [s140]

Un'emergenza particolarmente critica è il colpo di calore. A temperature corporee superiori a 40,5°C, è necessario agire immediatamente. Il cavallo dovrebbe essere portato all'ombra e raffreddato con acqua a temperatura ambiente, concentrandosi in particolare sulle aree delle grandi vene. Una buona circolazione dell'aria è essenziale. Sebbene debba essere garantito l'accesso ad acqua fresca, il cavallo non deve essere costretto a bere [s143] [s144]. In caso di gravi ferite, la regola è di non muovere il cavallo, a meno che non sia assolutamente necessario per motivi di sicurezza. Corpi estranei nelle ferite non devono essere rimossi autonomamente, poiché ciò può portare a emorragie maggiori. Questo compito dovrebbe essere affidato a un professionista in un ambiente controllato [s141] [s144].

In caso di necessità di evacuazione, dovrebbe essere redatta una lista di priorità. Questa include:
- Scorte di fieno, cibo e acqua per tre giorni
- Documenti importanti
- Kit di pronto soccorso
- Corde e capi
- Secchi per l'acqua
- Capo identificativo
- Liste di contatto e sistemazione [s145]

Un'altra emergenza critica è il rischio di soffocamento. In questo caso: rimuovere immediatamente cibo e acqua e richiedere immediatamente assistenza veterinaria. Tentativi autonomi di risolvere un'ostruzione possono peggiorare la situazione e devono essere evitati [s142]. In caso di un cavallo bloccato, è importante non forzare l'animale a rialzarsi. Invece, si dovrebbe contattare immediatamente un veterinario. Fino al suo arrivo, il cavallo deve essere mantenuto caldo e asciutto [s142].

Il kit di pronto soccorso dovrebbe essere controllato e rifornito regolarmente. I componenti essenziali includono:
- Nastro medico
- Spugne di garza
- Forbici per bende
- Guanti monouso
- Termometro
- Torcia di emergenza
- Torniquet (solo per emorragie arteriose) [s144]

Nell'applicazione di un torniquet, è necessaria la massima cautela. Deve essere allentato ogni cinque minuti per garantire la circolazione nel resto dell'arto [s144]. Il piano di emergenza dovrebbe essere praticato regolarmente per poter agire in modo routinario in caso di emergenza. È sempre valido il principio che la sicurezza delle persone ha la massima priorità, seguita dalla sicurezza dei cavalli [s140] [s145].

Glossario

Torniquet

Un sistema medico di legatura per l'interruzione controllata del flusso sanguigno. È composto generalmente da una fascia larga con meccanismo di chiusura e viene utilizzato solo in caso di emorragie potenzialmente letali.

Riepilogo - 3. 2. Primo Soccorso

- Le ferite dovrebbero idealmente essere suturate entro sei ore per una guarigione ottimale
- In caso di bende sanguinanti, posizionare nuovo materiale sopra invece di rimuovere quello vecchio, per proteggere i coaguli di sangue
- La guarigione delle ferite attraversa le fasi di infiammazione, migrazione cellulare, deposizione tissutale e contrazione della pelle
- Un eccesso di tessuto di granulazione ("carne orgogliosa") può ostacolare la guarigione
- Nei coliche, i cavalli mostrano caratteristici schemi di sudore a forma di macchie
- I valori di Serum-Amyloid-A e Fibrinogeno sono elevati nella malattia da erba equina
- Le ernie diaframmatiche possono portare a coliche ricorrenti e mostrano contemporaneamente sintomi di difficoltà respiratoria
- In caso di colpo di calore con temperature superiori a 40,5°C, il raffreddamento deve concentrarsi sulle aree delle grandi vene
- Un laccio emostatico deve essere allentato ogni cinque minuti per garantire la circolazione
- La scorta di emergenza dovrebbe essere progettata per 48-72 ore

3. 3. Esami Preventivi

a regolare prevenzione medica costituisce il fondamento per il mantenimento a lungo termine della salute dei cavalli. Ma quali esami sono realmente necessari? Con quale frequenza dovrebbero essere effettuati? E quale ruolo giocano l'età e il tipo di utilizzo del cavallo? Dalla verifica dentale alle vaccinazioni, fino alla lotta sistematica contro i vermi e alla cura professionale degli zoccoli, ogni area della prevenzione segue proprie leggi e richiede competenze specifiche. La sfida consiste nel riunire questi diversi aspetti in un concetto complessivo coerente. Le scoperte scientifiche in medicina equina si evolvono costantemente e portano a nuove raccomandazioni per la salute preventiva. Una comprensione approfondita delle principali misure preventive consente ai proprietari di cavalli di prendere decisioni informate per la salute dei loro animali.

„Circa il 20% dei cavalli di un branco porta l'80% dell'intero carico parassitario."

3. 3. 1. Controllo dentale

l controllo dentale regolare è un elemento essenziale della salute equina e non deve essere trascurato. Già nei puledri appena nati, la prevenzione odontoiatrica inizia con un primo esame poco dopo la nascita, per identificare precocemente eventuali malocclusioni o altri problemi [s146]. Questo intervento precoce può evitare trattamenti complicati in seguito. Il ritmo dei controlli dentali si basa sull'età del cavallo: dopo il primo esame, ulteriori controlli dovrebbero avvenire a tre mesi, seguiti da esami semestrali fino al quinto anno di vita [s147]. Per i cavalli adulti sani tra i 6 e i 10 anni, un controllo annuale è sufficiente, a meno che non ci siano anomalie particolari [s146]. A partire dal decimo anno di vita, gli esperti raccomandano nuovamente esami semestrali, a meno che la dentatura non sia in condizioni eccezionalmente buone [s146]. Un esame dentale professionale inizia con la raccolta della storia clinica. Il veterinario chiede informazioni sulle abitudini alimentari, le condizioni di allevamento e le prestazioni generali del cavallo [s148]. I proprietari dovrebbero prestare particolare attenzione a eventuali cambiamenti nel comportamento durante l'alimentazione o la monta con il morso, poiché questi possono fornire importanti indizi su problemi dentali [s149]. Prima dell'effettivo esame dentale, vengono controllati i segni vitali del cavallo. Questi includono la frequenza cardiaca, la frequenza respiratoria, la temperatura e lo <u>stato di idratazione</u> [s148]. Per un esame approfondito, il cavallo viene generalmente leggermente sedato, il che minimizza lo stress per l'animale e consente un trattamento sicuro [s150]. Con l'ausilio di tecnologie moderne, come telecamere ad alta risoluzione, il veterinario può effettuare un'analisi dettagliata e documentazione dei denti e dei tessuti molli nella bocca [s147]. Si presta particolare attenzione all'usura irregolare, alla carie, alle fratture dentali e a possibili infezioni [s148]. Spesso vengono riscontrati bordi dentali affilati, che si formano a causa del tipico schema di masticazione. Uno dei trattamenti più comuni è il cosiddetto "<u>Floaten</u>" - la limatura di questi bordi affilati [s146]. Questo trattamento di routine è importante, poiché i bordi dentali affilati possono causare lesioni alla mucosa orale e dolore durante la masticazione. Una dentatura ben funzionante è essenziale per una corretta assimilazione del cibo e, quindi, per la salute generale del cavallo [s149]. Le <u>malocclusioni</u> (malposizioni dei denti) possono non solo causare problemi nell'assunzione del cibo, ma anche comportamenti anomali durante la monta [s149]. Prima si riconoscono tali problemi, migliori sono le possibilità di trattamento. Ritardare il trattamento può portare a un aumento dei disturbi o addirittura alla perdita dei denti [s149]. Dopo l'esame, il proprietario riceve un rapporto dettagliato sulle condizioni dei denti del proprio cavallo e eventuali raccomandazioni per il trattamento [s147]. Questa documentazione è importante per il monitoraggio della salute dentale e aiuta nella pianificazione di trattamenti futuri. Un controllo dentale regolare non è solo importante per la salute orale, ma può anche rivelare altri problemi di salute [s149]. L'investimento nella salute dentale si ripaga con una migliore assimilazione del cibo, costi alimentari ridotti e una migliore salute generale del cavallo [s149]. I proprietari dovrebbero prendere sul serio gli intervalli di controllo raccomandati e incaricare un veterinario esperto dell'esame [s148].

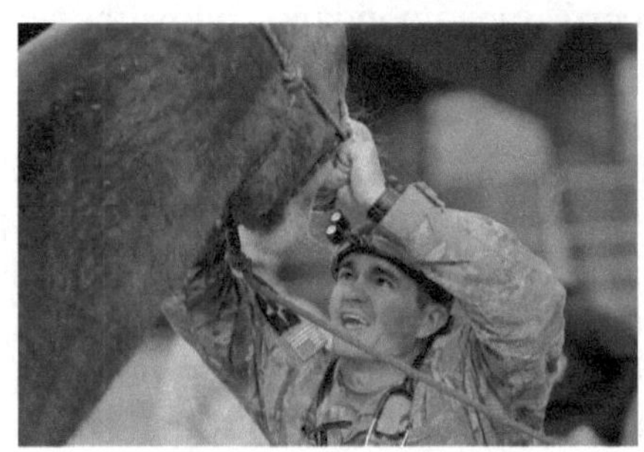

Rasatura dentale [i57]

Glossario

Floaten

Una tecnica di trattamento odontoiatrico speciale per i cavalli, in cui
si levigano le superfici masticatorie dei molari con apposite lime. Il
termine deriva dall'inglese 'to float' (fluttuare/levigare).

Malocclusione

Una malposizione dentale in cui i denti della mascella superiore e
inferiore non si incontrano correttamente. Questo può essere
congenito o svilupparsi a causa di un'usura dentale irregolare.

Stato di idratazione

L'equilibrio dei fluidi del corpo, che può essere valutato in base a
vari indicatori come l'elasticità della pelle e le condizioni delle
mucose.

3. 3. 2. Profilassi vaccinale

a profilassi vaccinale è un elemento fondamentale nella prevenzione della salute dei cavalli e serve a proteggere contro malattie infettive pericolose [s151]. A differenza di altre misure preventive, la profilassi vaccinale segue un programma temporale personalizzato, che si basa sull'età del cavallo, sul suo utilizzo e sui fattori di rischio specifici. In linea di massima, si distingue tra vaccinazioni di base e vaccinazioni basate sul rischio [s151]. Le vaccinazioni di base costituiscono il fondamento della protezione vaccinale e sono essenziali per tutti i cavalli, indipendentemente dal loro utilizzo. I proprietari devono tenere presente che questa immunizzazione di base inizia già in età di puledro e deve essere portata avanti in modo coerente. L'esecuzione delle vaccinazioni avviene secondo protocolli rigorosi, redatti da veterinari esperti [s152]. È importante comprendere che non tutti i vaccini possono essere somministrati da chiunque: alcune vaccinazioni sono soggette a prescrizione e devono essere effettuate da un veterinario autorizzato. Per i proprietari di cavalli è consigliabile mantenere un piano vaccinale dettagliato e conservare con cura i pass vaccinali. Particolarmente i cavalli che entrano frequentemente in contatto con altri cavalli, ad esempio durante tornei o in maneggi con alta fluttuazione, necessitano di una protezione vaccinale più ampia. Per questi animali si raccomanda un ritmo vaccinale semestrale per determinate malattie [s151]. Un esempio pratico: un cavallo da torneo dovrebbe essere protetto, oltre che dalle vaccinazioni di base, anche contro malattie a rischio specifico che possono essere trasmesse durante eventi equestri. Lo sviluppo di vaccini moderni e la ricerca su strategie di immunizzazione progrediscono continuamente [s153]. Ciò consente un costante miglioramento dell'efficacia dei vaccini e un'ottimizzazione dei protocolli vaccinali. I proprietari di cavalli dovrebbero regolarmente informarsi presso il proprio veterinario su nuove scoperte e raccomandazioni. Un aspetto importante della profilassi vaccinale è la documentazione di possibili reazioni vaccinali [s152]. Se si verificano effetti collaterali indesiderati, questi devono essere documentati con attenzione e segnalati al veterinario curante. Questo aiuta ad adattare le future strategie vaccinali e contribuisce a migliorare la sicurezza dei vaccini. La formazione veterinaria pone grande enfasi sulla comprensione delle <u>fondamenta immunologiche</u> e sull'applicazione corretta dei protocolli vaccinali [s154]. Ciò garantisce che i veterinari possano consigliare e trattare i loro pazienti in modo ottimale. I proprietari di cavalli traggono vantaggio da questa competenza attraverso consulenze informate nella creazione di piani vaccinali individuali. Una gestione vaccinale efficace richiede una stretta collaborazione tra veterinario e proprietario del cavallo [s151]. È opportuno combinare controlli sanitari regolari con la verifica dello stato vaccinale. Un consiglio pratico: molti proprietari di cavalli utilizzano sistemi di calendario digitali o app per non perdere gli appuntamenti vaccinali. La profilassi vaccinale non è importante solo per il singolo cavallo, ma serve anche a proteggere l'intera popolazione equina [s155]. Attraverso programmi vaccinali coerenti, è possibile prevenire o almeno contenere focolai di malattia. Questo è particolarmente significativo nelle comunità di stalla, dove i patogeni possono diffondersi rapidamente.

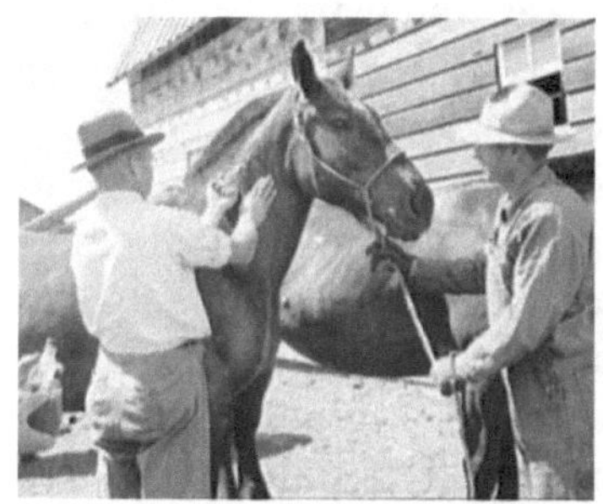

Profilassi vaccinale [i58]

Glossario

Immunologia
La scienza che si occupa dei meccanismi di difesa del corpo contro i patogeni. Studia come il sistema immunitario produce anticorpi e reagisce a sostanze estranee.

126

3. 3. 3. Sverminazioni

l trattamento moderno per la sverminazione dei cavalli è cambiato radicalmente negli ultimi anni. La pratica un tempo comune di trattare tutti i cavalli ogni sei settimane con farmaci vermifughi rotanti è oggi considerata obsoleta [s156]. Invece, si sta affermando un approccio strategico e personalizzato, basato su ricerche scientifiche. Centrale per questo nuovo approccio è l'esecuzione regolare di esami delle feci, in particolare il Conteggio delle Uova Fecali (FEC). Questi test dovrebbero essere eseguiti almeno due volte all'anno, idealmente in primavera e autunno [s157]. Consentono di classificare i cavalli in diverse categorie: escretori a bassa intensità (<200 EPG), escretori a intensità moderata (200-500 EPG) ed escretori ad alta intensità (>500 EPG) [s158]. Sulla base di questa classificazione, viene elaborato un piano di trattamento individuale. Gli escretori a bassa intensità necessitano solo di due trattamenti all'anno - in primavera (marzo) e autunno (ottobre). Gli escretori a intensità moderata ricevono un trattamento aggiuntivo in tarda estate (luglio), mentre gli escretori ad alta intensità necessitano di quattro trattamenti all'anno - a marzo, giugno, settembre e novembre [s158]. Particolare attenzione è riservata al trattamento dei puledri, che seguono un protocollo specifico. La prima sverminazione avviene all'età di due mesi, seguita da trattamenti regolari. A partire dal quarto o quinto mese di vita, anche i puledri dovrebbero sottoporsi a test FEC [s158]. Un esempio pratico: un puledro riceve la sua prima sverminazione a due mesi, la seconda a quattro mesi e la terza a sei mesi, prestando particolare attenzione ai <u>Strongylidi</u> a partire dal quinto mese [s159]. Un aspetto importante della moderna gestione della sverminazione è la verifica dell'efficacia del trattamento. A tal fine, viene utilizzato il <u>Test di Riduzione delle Uova Fecali</u> (FERCT) [s156]. Questo test aiuta a rilevare precocemente le popolazioni di vermi resistenti e ad adattare di conseguenza il protocollo di trattamento. Un esempio concreto dalla pratica: se il FERCT mostra una riduzione insufficiente del numero di uova dopo il trattamento, il veterinario deve cambiare il farmaco vermifugo. È interessante notare che circa il 20% dei cavalli di un branco porta l'80% dell'intero carico parassitario [s159]. Questa scoperta sottolinea l'importanza di piani di trattamento personalizzati. Un consiglio pratico per i gestori di stalle: mantenere una documentazione dettagliata dei risultati FEC e dei trattamenti per ogni cavallo, al fine di riconoscere tendenze e adattare al meglio la strategia di trattamento. L'American Association of Equine Practitioners raccomanda che i cavalli adulti di oltre tre anni non debbano essere sverminati di routine fino a quando il conteggio delle uova fecali non raggiunge almeno 200-500 EPG [s160]. Tuttavia, ogni cavallo adulto dovrebbe ricevere almeno un trattamento di base all'anno, che copra sia i vermi tondi che i vermi piatti [s161]. Un aspetto spesso trascurato, ma importante, è la corretta determinazione del peso del cavallo prima della sverminazione, per evitare un dosaggio insufficiente [s160]. Un consiglio pratico: utilizzare una banda di peso o una formula per la stima del peso, se non è disponibile una bilancia. L'obiettivo principale di un moderno programma di controllo dei vermi non è l'eradicazione completa di tutti i parassiti - questo non sarebbe né realistico né auspicabile. Piuttosto, si tratta di mantenere la salute dei cavalli e minimizzare il rischio di malattie cliniche [s162]. Un equilibrio tra il controllo dei parassiti e la prevenzione dello sviluppo di resistenze è la chiave per il successo.

Glossario

Test di Riduzione delle Uova Fecali

Un test di laboratorio speciale che verifica l'efficacia dei farmaci vermifughi confrontando il numero di uova di vermi prima e dopo il trattamento. Il test dovrebbe essere eseguito 10-14 giorni dopo la sverminazione.

Strongylidi

Una famiglia di vermi a forma di filo, che sono tra i parassiti interni più comuni nei cavalli. Possono annidarsi nella parete intestinale e causare coliche in caso di forte infestazione.

Conteggio delle Uova Fecali

Un metodo di laboratorio per la determinazione quantitativa delle uova di vermi nei campioni di feci. Il campione viene preparato con una soluzione speciale e analizzato al microscopio.

3. 3. 4. Cura degli zoccoli

La cura regolare e professionale degli zoccoli è fondamentale per la salute e il benessere di un cavallo [s163]. Essa comprende vari aspetti, dalla cura quotidiana fino alla lavorazione professionale da parte di un maniscalco. La base è costituita dal controllo e dalla pulizia quotidiana degli zoccoli [s164]. Durante questa fase, gli zoccoli devono essere accuratamente raschiati e controllati per segni di problemi come crepe, infezioni o altre anomalie. Un consiglio pratico per i proprietari di cavalli: integrate la pulizia degli zoccoli nella routine quotidiana, preferibilmente prima e dopo il montaggio. Fate particolare attenzione a corpi estranei come pietre o materiali calpestati che potrebbero essersi incastrati nello zoccolo. La lavorazione professionale degli zoccoli da parte di un maniscalco qualificato dovrebbe avvenire a intervalli regolari [s165]. Il ritmo dipende da vari fattori come la crescita dello zoccolo, il tipo di utilizzo e le condizioni di allevamento. Un esempio concreto: per un cavallo da equitazione normalmente utilizzato, un

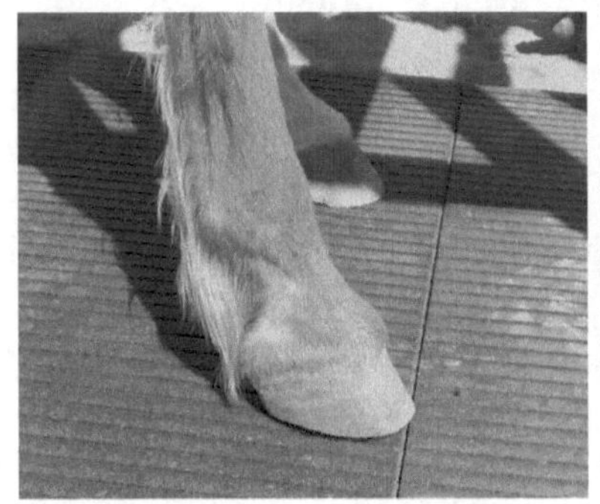

Salute degli zoccoli [i59]

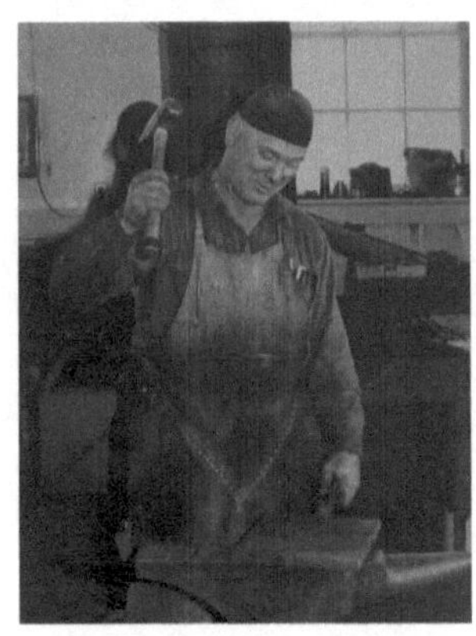

Maniscalco [i60]

ritmo di ferratura di 6-8 settimane è generalmente adeguato, mentre i cavalli sportivi spesso necessitano di intervalli più brevi. La decisione tra ferratura e zoccolo nudo dovrebbe essere presa individualmente [s166]. I ferri offrono una protezione aggiuntiva e possono essere utili in base a specifiche indicazioni. La scelta della giusta ferratura è cruciale e dovrebbe essere adattata alle esigenze specifiche del cavallo. Un esempio pratico: un cavallo da dressage potrebbe necessitare di una ferratura diversa rispetto a un cavallo da salto o a un cavallo da tempo libero.

Vari fattori influenzano in modo significativo la salute degli zoccoli [s165].
Questi includono:
- Predisposizione genetica
- Stato nutrizionale
- Condizioni ambientali
- Gestione del movimento
- Età del cavallo

Un approccio di cura olistico considera tutti questi aspetti [s167]. È importante creare un piano di cura individuale che risponda alle esigenze specifiche del cavallo in questione. Un consiglio pratico: tenete un diario di cura degli zoccoli in cui documentare osservazioni, trattamenti e cicli di ferratura. La prevenzione dei problemi agli zoccoli gioca un ruolo centrale [s168]. La potatura regolare e corretta è essenziale per mantenere la forma naturale dello zoccolo e prevenire sovraccarichi. Un importante consiglio pratico: fate particolare attenzione all'igiene degli zoccoli durante i periodi umidi, poiché in quel momento aumenta il rischio di putrefazione del riflesso e di altri problemi legati all'umidità. Per i proprietari di cavalli ci sono diverse opportunità di formazione nel campo della cura degli zoccoli [s169]. Queste vanno da workshop di base a corsi dettagliati su anatomia degli zoccoli e tecniche di cura. Un consiglio pratico: approfittate di queste offerte per approfondire le vostre conoscenze e riconoscere i problemi in anticipo. L'importanza economica di una buona cura degli zoccoli non dovrebbe essere sottovalutata [s168]. Problemi trascurati agli zoccoli possono portare a costi significativi per trattamenti e perdite di prestazioni. Un esempio pratico: l'investimento regolare in una cura qualificata degli zoccoli è decisamente più conveniente rispetto al trattamento di una laminite cronica o di altre gravi malattie degli zoccoli.

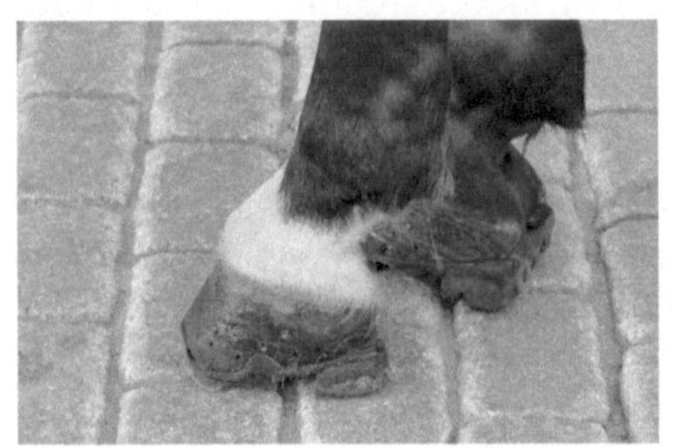

Ferro di cavallo [i61]

Riepilogo - 3. 3. Esami Preventivi

- Le controlli dentali nei puledri iniziano subito dopo la nascita e vengono ripetuti all'età di tre mesi.

- Tra i 6 e i 10 anni, per i cavalli sani è sufficiente un controllo annuale, dopo di che si raccomandano esami semestrali.

- Le moderne indagini dentali utilizzano telecamere ad alta risoluzione per una documentazione dettagliata.

- Il "floating" si riferisce alla limatura professionale dei bordi dentali affilati.

- Le vaccinazioni fondamentali costituiscono le basi della protezione vaccinale e iniziano in età di puledro.

- I cavalli da competizione necessitano di un ritmo vaccinale semestrale per determinate malattie.

- Il 20% dei cavalli di un branco porta l'80% dell'intero carico parassitario.

- Il conteggio delle uova fecali (FEC) classifica i cavalli in bassi (<200 EPG), moderati (200-500 EPG) e alti (>500 EPG).

- Il test di riduzione delle uova fecali (FERCT) verifica l'efficacia dei trattamenti antiparassitari.

- I puledri ricevono il loro primo trattamento contro i vermi a due mesi, seguito da ulteriori trattamenti nel quarto e sesto mese.

- L'American Association of Equine Practitioners raccomanda di effettuare sverminazioni solo a partire da 200-500 EPG nei cavalli adulti.

- Il ritmo di ferratura per i cavalli da sella normalmente utilizzati è di 6-8 settimane.

- I cavalli sportivi necessitano spesso di intervalli più brevi tra le cure degli zoccoli.

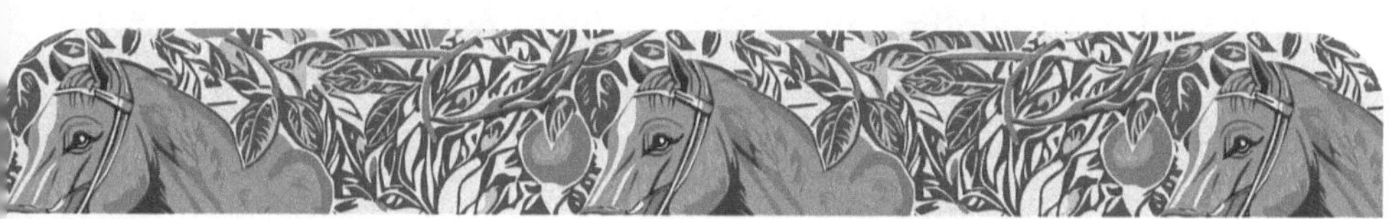

Revisione - 3. Assistenza Medica di Base

- Una farmacia ben attrezzata per stalle contiene, oltre a materiale per medicazioni, disinfettanti coloranti e non coloranti per un'ottimale gestione delle ferite.

- Compressori di freddo istantanei e pacchetti refrigeranti riutilizzabili di diverse dimensioni sono essenziali per il primo soccorso delle lesioni.

- I farmaci devono essere conservati in un armadietto chiudibile, asciutto e fresco, e controllati mensilmente per le date di scadenza.

- I disinfettanti fenolici rimangono efficaci anche in presenza di materiale organico come feci o lettiera.

- La pratica un tempo comune di somministrare un trattamento antiparassitario di routine ogni sei settimane è oggi considerata obsoleta; al contrario, si effettua un trattamento personalizzato basato su analisi delle feci.

- Circa il 20% dei cavalli di un branco porta l'80% dell'intero carico parassitario.

- Il primo controllo dentale avviene già nei puledri neonati, seguito da ulteriori esami a tre mesi e controlli semestrali fino al quinto anno di vita.

- Le malocclusioni possono non solo causare problemi nell'assunzione del cibo, ma anche comportamenti anomali durante la monta.

- Nella profilassi vaccinale si distingue tra vaccinazioni di base e basate sul rischio, con i cavalli da competizione che necessitano di un ciclo vaccinale semestrale.

- La cura degli zoccoli da parte di un maniscalco qualificato avviene per i cavalli sportivi a intervalli più brevi rispetto ai cavalli da sella normalmente utilizzati.

- Mentre l'assistenza medica di base costituisce la base per il mantenimento della salute del cavallo, la fisiologia dell'allenamento gioca un ruolo decisivo per un'ottimale prestazione.

4. Fisiologia dell'Allenamento

a fisiologia dell'allenamento costituisce il fondamento scientifico per lo sviluppo sistematico e il mantenimento della salute dei cavalli. Come si può sfruttare al meglio l'enorme capacità di adattamento dell'organismo equino? Quale ruolo giocano i diversi sistemi corporei e la loro complessa interazione? Dallo sviluppo muscolare mirato alla coordinazione dei movimenti fino all'equilibrio - la comprensione dei processi fisiologici sottostanti consente di gestire l'allenamento in modo preciso, tenendo conto delle esigenze individuali del cavallo. Quali stimoli di allenamento portano alle adattamenti desiderati? Come si possono evitare sovraccarichi? La moderna fisiologia dell'allenamento unisce conoscenze tradizionali con le più recenti scoperte scientifiche. Essa fornisce la base per una pianificazione sistematica dell'allenamento e una efficace prevenzione degli infortuni. I seguenti capitoli illuminano i vari aspetti della fisiologia dell'allenamento e mostrano come queste conoscenze possano essere utilizzate proficuamente nel lavoro pratico con i cavalli.

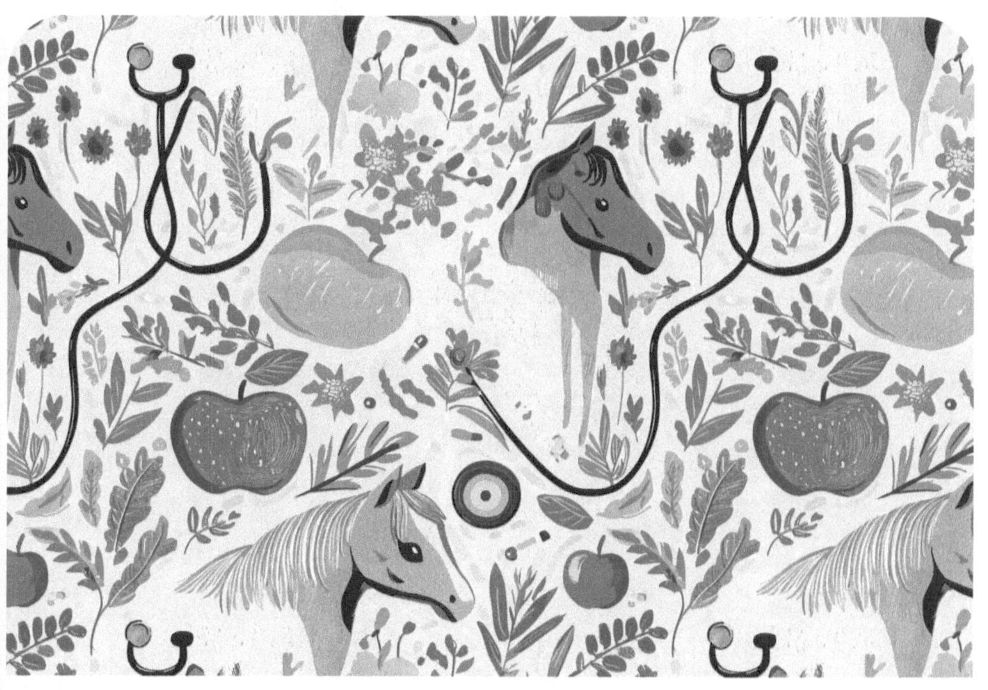

4. 1. Sviluppo Muscolare

ome si sviluppa il tessuto muscolare nel cavallo e quali fattori influenzano la crescita muscolare? Quale ruolo giocano l'allenamento, la nutrizione e il recupero? Queste domande interessano sia i proprietari di cavalli che i trainer, poiché un apparato muscolare sano e ben sviluppato è la base per le prestazioni e la salute del cavallo. La costruzione muscolare nel cavallo è un processo fisiologico complesso che comprende molto più del semplice allenamento regolare. Essa si basa sull'interazione di vari meccanismi biologici - dalla sintesi proteica alla regolazione ormonale. Comprendere queste basi consente di ottimizzare le metodologie di allenamento e le fasi di recupero. La ricerca attuale fornisce continuamente nuove scoperte sui processi molecolari coinvolti nella costruzione muscolare e apre a approcci innovativi per concetti di allenamento efficaci. Queste basi scientifiche costituiscono il fondamento per uno sviluppo muscolare sistematico e sostenibile nel cavallo.

„Per la costruzione muscolare sono ottimali 2-5 serie per esercizio con 5-15 ripetizioni.“

4. 1. 1. Fondamenti dell'allenamento

na struttura di allenamento sistematica costituisce il fondamento per un successo nello sviluppo muscolare. È essenziale iniziare con un obiettivo <u>SMART</u> chiaramente definito, ovvero un obiettivo che sia specifico, misurabile, raggiungibile, rilevante e temporizzato [s170]. Questo potrebbe significare, ad esempio, aumentare il peso negli squat di 20 chilogrammi entro tre mesi. L'allenamento di forza, noto anche come allenamento con resistenza, è il metodo di allenamento centrale in cui i muscoli lavorano contro una resistenza esterna [s171]. Questa resistenza può assumere diverse forme: dal peso corporeo a manubri fino a bande di resistenza. Per i principianti, è consigliabile iniziare con un allenamento total body, da eseguire 2-3 volte a settimana [s170]. Un esempio pratico di un piano di allenamento potrebbe essere: lunedì e giovedì allenamento total body, sabato un'unità opzionale se il recupero lo consente. La progettazione ottimale dell'allenamento segue strutture chiare: per ogni sessione di allenamento dovrebbero essere selezionati 4-6 esercizi che coinvolgano tutti i gruppi muscolari principali [s171]. Un allenamento efficace deve includere almeno un esercizio per cosce, glutei, petto, spalle, tricipiti, schiena e bicipiti [s170]. Questo potrebbe significare: squat per gambe e glutei, panca piana per petto e tricipiti, trazioni per schiena e bicipiti, e shoulder press per i muscoli delle spalle. Per quanto riguarda l'intensità dell'allenamento, per lo sviluppo muscolare sono ottimali 2-5 serie per esercizio con 5-15 ripetizioni [s170]. Il carico dovrebbe sentirsi come un "8 su 10" sulla scala di sforzo [s171]. Per i principianti, è consigliabile iniziare con un'intensità più bassa (3-4 su 10) e aumentarla gradualmente. I tempi di pausa tra le serie giocano un ruolo importante e variano a seconda del numero di ripetizioni: per 1-3 ripetizioni sono necessarie 3-5 minuti di pausa, mentre per 8-12 ripetizioni bastano 1-2 minuti [s170]. Un consiglio pratico: utilizza i tempi di pausa per documentare le tue prestazioni di allenamento, per monitorare i progressi. Il principio del sovraccarico progressivo è fondamentale per progressi continui [s172]. Questo significa che il carico di allenamento deve essere aumentato sistematicamente, sia aumentando il peso, aggiungendo ripetizioni o riducendo i tempi di pausa. Un esempio concreto: se riesci a completare 12 ripetizioni di un esercizio senza problemi, aumenta il peso del 2,5-5% nel prossimo allenamento. Il recupero è un aspetto spesso sottovalutato dell'allenamento. Ogni gruppo muscolare ha bisogno di almeno 48 ore di riposo [s172], poiché la vera costruzione muscolare avviene nella fase di recupero [s173]. Praticamente, ciò significa: non allenare lo stesso gruppo muscolare in giorni consecutivi e prestare attenzione a un sonno adeguato. Un programma di allenamento di successo richiede aggiustamenti e verifiche regolari [s174]. Documenta dettagliatamente le tue sessioni di allenamento e controlla i tuoi progressi ogni 4-6 settimane. In caso di progressi stagnanti o plateau, dovresti introdurre variazioni [s172] - ad esempio, cambiando l'ordine degli esercizi, introducendo nuovi esercizi o modificando il numero di ripetizioni. In caso di dolori o fastidi inaspettati, è importante ridurre l'intensità dell'allenamento [s171]. Un passo indietro temporaneo è meglio di un infortunio da allenamento che potrebbe portare a una lunga pausa forzata.

Glossario

SMART
Un acronimo della gestione dei progetti che sta per Specifico, Misurabile, Raggiungibile, Rilevante e Temporizzato. Questo metodo aiuta a formulare obiettivi in modo preciso e realistico.

4. 1. 2. Ginnastica

a ginnastica del cavallo è un elemento fondamentale per lo sviluppo mirato della muscolatura e il miglioramento della forma fisica generale [s175]. Essa comprende diverse metodologie di allenamento che si basano sistematicamente l'una sull'altra, promuovendo sia lo sviluppo fisico che quello mentale del cavallo. Un programma di ginnastica efficace inizia con il lavoro di base al passo. Questo andatura è particolarmente adatta per correggere le posture errate e riprogrammare il sistema neuromuscolare [s176]. In pratica, ciò significa che dovreste lavorare il vostro cavallo per 15-20 minuti al passo, prestando particolare attenzione a una connessione uniforme e a un attivo sollevamento delle zampe posteriori. Il lavoro al trotto rappresenta il passo successivo ed è particolarmente efficace per migliorare la forma fisica cardiovascolare e il tono muscolare [s176]. Dovreste assicurarvi che il vostro cavallo lavori in un ritmo uniforme e che le fasi di trotto inizialmente non superino i 5-10 minuti. Un consiglio pratico è l'integrazione del lavoro in salita: il trotto in salita favorisce l'allungamento positivo del collo e la ginnastica della muscolatura della schiena e della parte posteriore [s177]. Esercizi laterali come il "spalla in" e traversali sono elementi importanti per la flessibilità laterale e lo sviluppo muscolare [s178]. Iniziate questi esercizi al passo e aumentate gradualmente le richieste. Un metodo collaudato è il lavoro con doppia longe, che migliora la fluidità e l'impulso del cavallo [s178]. Inizialmente, il cavallo dovrebbe essere lavorato con la longe lunga in entrambe le direzioni, prima di passare a figure più complesse. Il lavoro con cavalletti è un mezzo estremamente efficace per il rafforzamento mirato della muscolatura [s176]. Iniziate con singole barre al passo e aumentate gradualmente il numero e l'altezza dei cavalletti. Un tipico programma di costruzione potrebbe essere il seguente: settimana 1-2: 4-6 barre al passo, settimana 3-4: transizione al trotto su 4 barre, dalla settimana 5: aumento del numero a 6-8 barre. Il monitoraggio della frequenza cardiaca è uno strumento importante per controllare l'intensità dell'allenamento [s179]. Dopo sessioni di lavoro intense, la frequenza cardiaca dovrebbe normalizzarsi entro 2-3 minuti a 60-64 battiti al minuto. Se ciò non avviene, l'intensità dell'allenamento deve essere adeguata.

Per lo sviluppo della muscolatura da salto, il salto ginnico è un metodo specifico per lo sport che migliora sia la forza muscolare che l'agilità mentale e fisica [s180]. Iniziate con piccoli salti singoli e costruite gradualmente combinazioni. Il recupero gioca un ruolo centrale nella ginnastica [s181]. Pianificate adeguate fasi di recupero dopo sessioni di allenamento intense. Un piano di allenamento equilibrato potrebbe apparire come segue:

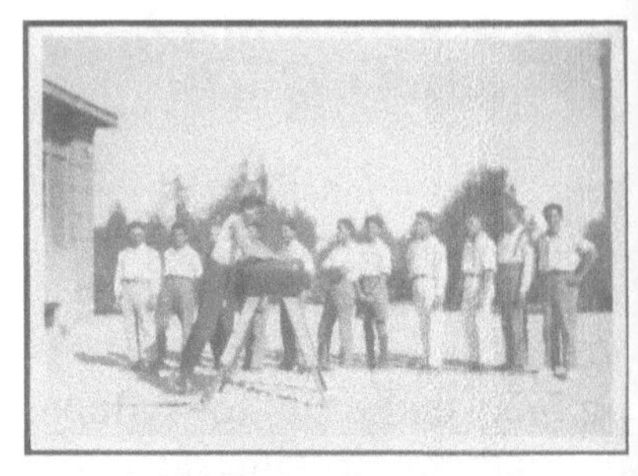

salto ginnico [i62]

giorno 1: lavoro di dressage con esercizi laterali, giorno 2: allenamento con cavalletti, giorno 3: movimento leggero o pausa, giorno 4: lavoro di resistenza in salita, giorno 5: salto ginnico. La documentazione regolare dei progressi dell'allenamento è essenziale [s179]. Annotate le frequenze cardiache, i tempi di recupero e le osservazioni qualitative sulla qualità del movimento. Questo consente una valutazione oggettiva dello sviluppo e aiuta nell'adattamento del programma di allenamento.

Glossario

Cavalletti

Bastoni speciali su supporti, regolabili in altezza, utilizzati nell'addestramento dei cavalli per migliorare il ritmo, la coordinazione e il movimento

cardiovascolare

Si riferisce al cuore (cardio) e ai vasi sanguigni (vascolare) e alla loro interazione nel corpo

neuromuscolare

Descrive l'interazione tra nervi e muscoli nel controllo del movimento

Traversale

Un movimento laterale del cavallo, in cui si muove su due linee di tracciamento in avanti-laterale, con il corpo piegato nella direzione del movimento

4. 1. 3. Sviluppo della forza

o sviluppo della forza nel cavallo è un processo fisiologico complesso, regolato a livello molecolare attraverso vari meccanismi. L'ipertrofia muscolare, ovvero l'aumento delle fibre muscolari, avviene principalmente attraverso l'incremento dei filamenti proteici nelle cellule muscolari [s182]. In questo contesto, due tipi di ipertrofia giocano un ruolo importante: l'ipertrofia miofibrillare e l'ipertrofia sarcoplasmatica [s182]. Un fattore cruciale per lo sviluppo della forza è la proteina miostatina, che funge da regolatore naturale della crescita muscolare [s183]. Studi hanno dimostrato che l'espressione della miostatina diminuisce significativamente dopo un allenamento mirato, portando a un aumento delle fibre muscolari. Questo è particolarmente interessante per la pianificazione pratica dell'allenamento, poiché diversi genotipi rispondono in modo diverso all'allenamento [s183]. Pertanto, un programma di allenamento personalizzato è di grande importanza. Lo sviluppo della muscolatura dorsale mostra diverse fasi temporali: già nel breve termine è possibile rilevare un'ipertrofia di alcuni muscoli della schiena. Dopo circa 30 giorni di allenamento continuo, l'area della sezione trasversale della muscolatura dorsale aumenta progressivamente su entrambi i lati del corpo [s184]. Un approccio pratico sarebbe pianificare l'allenamento in blocchi di 4 settimane e documentare lo sviluppo attraverso misurazioni regolari delle circonferenze muscolari. Per un efficace sviluppo della forza, l'alimentazione è di fondamentale importanza. Le proteine muscolari sono costituite da amminoacidi, con particolare rilevanza per gli amminoacidi essenziali metionina, lisina e treonina [s185]. Un consiglio pratico è fornire questi nutrienti in prossimità dell'allenamento. Ad esempio, il cavallo dovrebbe ricevere un pasto ricco di proteine circa 1-2 ore prima dell'allenamento. La linea superiore del cavallo merita particolare attenzione, poiché è fondamentale per la capacità di carico e la qualità del movimento [s186]. Una linea superiore debole può avere diverse cause, dalla mancanza di movimento a problemi digestivi. Per affrontare questo problema, si consiglia un approccio olistico: oltre all'allenamento, è necessario ottimizzare la salute digestiva e l'apporto proteico. Un esempio pratico sarebbe l'integrazione di lavoro in salita insieme a una supplementazione proteica adeguata. L'attivazione delle cellule satelliti gioca un ruolo importante nell'ipertrofia muscolare [s183]. Questa viene stimolata da un allenamento mirato, in cui l'intensità e la frequenza del carico devono essere attentamente dosate. Un protocollo di allenamento collaudato potrebbe essere il seguente: tre sessioni di allenamento a settimana con un aumento progressivo dell'intensità, con almeno un giorno di riposo tra le sessioni intense. Lo sviluppo muscolare richiede tempo e pazienza [s186]. A seconda dello stato iniziale del cavallo, i progressi possono diventare visibili a ritmi diversi. È importante documentare regolarmente lo sviluppo, ad esempio attraverso foto da diverse angolazioni o misurazioni delle circonferenze muscolari. Questa documentazione non solo aiuta nel controllo del successo, ma consente anche un adeguamento mirato del programma di allenamento. Oltre all'apporto proteico, anche le vitamine e gli antiossidanti giocano un ruolo importante, specialmente durante e dopo le sessioni di allenamento intense [s185]. Un concetto alimentare equilibrato dovrebbe quindi fornire, oltre a proteine di alta qualità, anche questi micronutrienti in quantità adeguate. Nella pratica, ciò significa ad esempio l'aggiunta di vitamina E e selenio per supportare la rigenerazione muscolare.

Glossario

Cellula satellitare

Cellule staminali speciali nel tessuto muscolare che possono
formare nuove cellule muscolari se necessario e sono importanti per
la rigenerazione muscolare

Miofibrillare

Si riferisce agli elementi contrattuali del muscolo, responsabili dello
sviluppo della forza

Ipertrofia muscolare

Un processo di adattamento naturale del muscolo, in cui lo spessore
delle singole fibre muscolari aumenta grazie all'accumulo di
proteine

Sarcoplasmatica

Si riferisce al fluido all'interno della cellula muscolare, che
immagazzina nutrienti ed energia importanti

Miostatina

Una proteina endogena che agisce come freno alla crescita
muscolare e può variare geneticamente in intensità

4. 1. 4. Rigenerazione

a rigenerazione è un processo fisiologico complesso, fondamentale per la costruzione muscolare e le prestazioni del cavallo. Si svolge in diverse fasi e può essere ottimizzata attraverso misure mirate [s187]. Il processo di rigenerazione dopo un allenamento intenso o infortuni si suddivide in tre fasi principali: la fase infiammatoria, la fase di rigenerazione e la fase di rimodellamento [s187]. È particolarmente importante rispettare tempi di recupero adeguati: un solo giorno tra le sessioni di allenamento intenso non è sufficiente per garantire una completa guarigione dei tessuti [s188]. Un approccio pratico è l'integrazione di almeno due giorni di riposo dopo allenamenti intensi. L'alimentazione gioca un ruolo chiave nella fase di rigenerazione. L'integrazione di <u>L-Carnitina</u> si è dimostrata particolarmente efficace per ridurre i tempi di recupero e consentire un ritorno più rapido all'allenamento [s188]. Un esempio concreto di integrazione sarebbe somministrare L-Carnitina circa 30 minuti prima dell'allenamento e subito dopo lo sforzo. Le moderne terapie rigenerative offrono opportunità promettenti per supportare i processi di guarigione. Tre procedure principali si sono dimostrate particolarmente efficaci [s189]: 1. Plasma ricco di piastrine (<u>PRP</u>): Questa terapia migliora la migrazione e proliferazione cellulare e ottimizza la sintesi della matrice. Nella pratica, viene spesso utilizzata per lesioni ai tendini. 2. Proteina antagonista del recettore dell'interleuchina-1: Questo trattamento riduce i processi infiammatori ed è particolarmente indicato per le malattie articolari degenerative. 3. Terapia con cellule staminali: Supporta la rigenerazione dei tessuti danneggiati riducendo le infiammazioni e promuovendo la neoangiogenesi. Un metodo innovativo per supportare la rigenerazione dei tessuti è la vibrazione a corpo intero [s187]. Questa forma di terapia migliora la circolazione sanguigna e accelera il processo di guarigione. Un esempio pratico di applicazione sarebbe una terapia di vibrazione di 10 minuti dopo l'allenamento, seguita da un leggero massaggio. Per una riabilitazione ottimale dopo infortuni o fasi di allenamento intenso, si raccomanda un programma strutturato che combini riposo ed esercizi mirati [s190]. La combinazione di massaggi regolari e l'uso di preparati per la costruzione muscolare può ridurre significativamente i tempi di riabilitazione. Le ultime ricerche mostrano sviluppi interessanti nel campo della <u>terapia peptidica</u> [s191]. I peptidi iniettabili possono migliorare la rigenerazione muscolare, specialmente nei cavalli più anziani, potenziando la risposta immunitaria e inibendo i processi pro-fibrotici. Questo trattamento dovrebbe essere effettuato solo in consultazione con un veterinario. Un aspetto spesso sottovalutato della rigenerazione è la qualità della guarigione dei tessuti. Un rimodellamento inadeguato può portare a cellule tessutali disallineate, compromettendo la resistenza strutturale e l'elasticità del tessuto [s187]. Per evitare ciò, è essenziale una ripresa graduale e controllata dell'allenamento. La combinazione di diverse terapie rigenerative può ulteriormente migliorare i risultati di guarigione. Ad esempio, la combinazione del trattamento PRP con la terapia a onde d'urto extracorporee mostra risultati promettenti grazie al rilascio potenziato di fattori di crescita [s189].

Glossario

L-Carnitina
Una sostanza endogena che aiuta nel trasporto degli acidi grassi nei mitocondri, supportando così la produzione di energia dai grassi.

Plasma ricco di piastrine
Una componente del sangue ottenuta tramite centrifugazione che contiene un'alta concentrazione di piastrine. Queste sono ricche di fattori di crescita e possono accelerare la guarigione.

Terapia peptidica
Una metodologia di trattamento con catene proteiche corte che possono influenzare specifici processi metabolici nel corpo.

Riepilogo - 4. 1. Sviluppo Muscolare

- L'intensità dell'allenamento per un ottimale sviluppo muscolare si attesta su 2-5 serie con 5-15 ripetizioni e un carico soggettivo di 8/10.

- Per 1-3 ripetizioni sono necessarie pause di 3-5 minuti, mentre per 8-12 ripetizioni bastano 1-2 minuti.

- Ogni gruppo muscolare necessita di almeno 48 ore di recupero per un efficace sviluppo muscolare.

- La frequenza cardiaca dovrebbe normalizzarsi a 60-64 battiti entro 2-3 minuti dopo sessioni intense.

- L'ipertrofia muscolare avviene attraverso meccanismi miofibrillari e sarcoplasmatici.

- La proteina miostatina funge da regolatore naturale della crescita muscolare.

- Dopo 30 giorni di allenamento continuo, l'area trasversale totale dei muscoli della schiena aumenta progressivamente.

- Gli amminoacidi metionina, lisina e treonina giocano un ruolo chiave nello sviluppo muscolare.

- L'attivazione delle cellule satelliti è essenziale per l'ipertrofia muscolare.

- L'integrazione di L-carnitina riduce dimostrabilmente il tempo di recupero.

- Il plasma ricco di piastrine (PRP) migliora la migrazione cellulare e la sintesi della matrice.

- La combinazione di PRP con terapia a onde d'urto potenzia il rilascio di fattori di crescita.

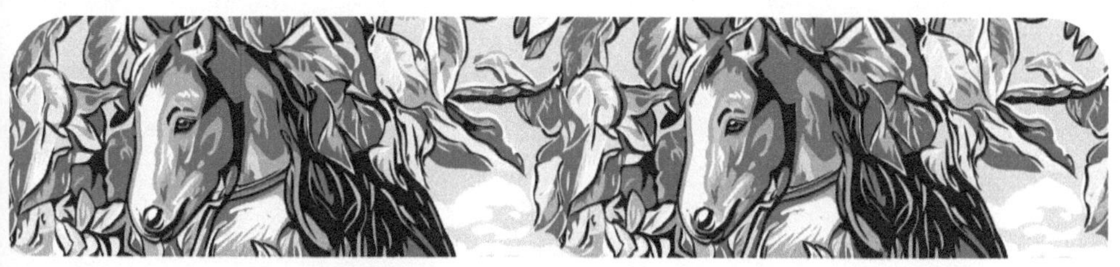

4. 2. Teoria del Movimento

a teoria del movimento nei cavalli solleva domande affascinanti: Come coordina un cavallo i suoi complessi schemi di movimento? Quali principi biomeccanici gli consentono di passare tra diverse andature? E come si sviluppa l'interazione sensibile tra muscolatura, sistema nervoso e scheletro? La ricerca scientifica sui modelli di movimento equini ha fatto significativi progressi negli ultimi anni. Dalla scoperta di fattori genetici alla comprensione dei processi di controllo neurologico, la conoscenza sulla fisiologia del movimento del cavallo cresce costantemente. Tuttavia, molti aspetti, in particolare nell'ambito della coordinazione fine e della regolazione dell'equilibrio, rimangono ancora da esplorare. Per i proprietari di cavalli, i trainer e i veterinari, la comprensione della teoria del movimento è di fondamentale importanza. Essa costituisce la base per un allenamento adeguato alla specie, una terapia efficace e una prevenzione della salute. I seguenti paragrafi illuminano gli aspetti principali della teoria del movimento equino e mostrano come questa conoscenza possa essere applicata nella pratica.

„Alle velocità medie, nei cavalli si osserva una grande variazione dei modelli di movimento - dal modello diagonale nel trotto al modello laterale nel passo."

4. 2. 1. Andature

e andature del cavallo sono modelli di movimento complessi e ritmici, caratterizzati da una precisa coordinazione degli arti e dell'intero corpo [s192]. Fondamentalmente, si distingue tra andature simmetriche e asimmetriche, con il passo, il trotto e il tölt che appartengono alle andature simmetriche, mentre il galoppo è classificato come andatura asimmetrica [s192]. Un ciclo di movimento completo consiste in diverse fasi: la fase di stazionamento, in cui lo zoccolo ha contatto con il suolo, la fase di slancio e la fase di sospensione [s193]. Nella fase di stazionamento, gli esperti distinguono tra una fase iniziale di rallentamento e una successiva fase di spinta, che possono essere separate nella posizione di mezzo stazionamento [s193]. Un cavaliere esperto può percepire chiaramente queste fasi e dovrebbe tenerle in considerazione durante l'addestramento del cavallo. Ogni cavallo sano padroneggia le andature di base, passo (lento) e galoppo (veloce) [s194]. Curiosamente, a velocità medie si osserva una grande variazione nei modelli di movimento - dal modello diagonale nel trotto al modello laterale nel passo [s194]. Nella valutazione della qualità dell'andatura, il coordinamento temporale della sequenza degli zoccoli gioca un ruolo cruciale [s195]. Cavalieri e istruttori dovrebbero prestare particolare attenzione alla regolarità della sequenza dei piedi. Una particolarità sono i cosiddetti "andatori", che si distinguono per andature aggiuntive a velocità media [s194]. Una caratteristica distintiva di queste andature speciali è il "supporto a tre piedi" - un momento in cui tre zoccoli hanno contatto con il suolo contemporaneamente [s194]. Questa capacità è geneticamente determinata e controllata da generatori di modelli centrali nel midollo spinale [s194]. La componente genetica delle andature è stata ulteriormente chiarita dalla scoperta della mutazione DMRT3 [s196]. Questa mutazione gioca un ruolo importante nello sviluppo di diverse razze di cavalli con andature speciali [s196]. Gli allevatori possono oggi selezionare specificamente per determinate predisposizioni all'andatura attraverso test genetici [s194]. Per il lavoro pratico con i cavalli, è essenziale comprendere i parametri del passo. La frequenza del passo viene misurata in passi al secondo o Hertz [s192]. Durante l'addestramento, si deve tenere presente che la precisione dei movimenti diminuisce con l'aumentare della velocità [s195]. Questo è particolarmente rilevante quando si lavora con cavalli giovani o inesperti. Andature alternative come il pace o diverse forme di ambling mostrano modelli di caduta specifici [s196]. Nel pace, ad esempio, le gambe di un lato del corpo si muovono in sincronia, mentre nel trotto le coppie di gambe diagonali lavorano insieme [s196]. Queste differenze dovrebbero essere considerate durante l'addestramento e il training. Per il benessere del cavallo, è importante rispettare e promuovere i modelli di movimento naturali. Il monitoraggio dei parametri temporali del passo può aiutare a rilevare irregolarità in modo tempestivo [s195]. Tecnologie moderne come <u>i dispositivi di misurazione inerziale</u> (IMU) supportano l'analisi precisa dei movimenti [s195]. Particolare attenzione dovrebbe essere prestata allo sviluppo delle andature di base prima di addestrare andature speciali o artificiali. La qualità del movimento si manifesta particolarmente nella regolarità e nell'armonia delle sequenze di passo [s192]. È importante notare che le fasi di stazionamento e di slancio dovrebbero essere in un rapporto equilibrato [s193].

Glossario

Fase di sospensione

Fase nel ciclo di movimento del cavallo in cui nessuno zoccolo ha contatto con il suolo - nota anche come fase di galleggiamento. Particolarmente evidente nel trotto e nel galoppo.

Dispositivo di misurazione inerziale

Sensori elettronici per misurare accelerazione, rotazione e direzione del movimento. Consentono un'analisi dettagliata del movimento del cavallo senza tecnologia video.

Mutazione DMRT3

Variazione genetica sul cromosoma 23, nota come 'gene dell'andatura', che consente l'esecuzione di andature aggiuntive come il tölt o il pass.

4. 2. 2. Coordinazione

a coordinazione nel cavallo è un complesso intreccio di diversi sistemi, che va ben oltre la semplice attività muscolare. Essa si basa sull'interazione precisa tra cervello, midollo spinale e apparato locomotore [s197]. Questo diventa particolarmente evidente nei passaggi fluidi tra diverse andature, che richiedono un'accurata sincronizzazione di tutti i sistemi coinvolti. Il <u>controllo posturale</u> gioca un ruolo centrale. Esso comprende diversi processi sensori-motori responsabili dell'equilibrio sia in situazioni statiche che dinamiche [s198]. Un cavallo, ad esempio, deve continuamente adattare il proprio baricentro durante il passaggio dal passo al trotto, il che è possibile solo attraverso un'eccellente coordinazione. I cavalieri possono supportare questi passaggi lavorando inizialmente nella zona di comfort del cavallo e aumentando gradualmente le richieste [s199]. La <u>propriocezione</u>, ovvero la percezione della propria posizione corporea nello spazio, è fondamentale per la capacità di coordinazione. Un'alterazione di questa abilità può portare a significative difficoltà di coordinazione e perdita di forza [s200]. Nella pratica, ciò si manifesta, ad esempio, quando un cavallo deve essere riabilitato dopo un infortunio. In questo caso, è consigliabile iniziare con semplici esercizi di coordinazione su terreno solido e piano, aumentando gradualmente la complessità. Curiosamente, i cambi di andatura non servono solo all'efficienza energetica, ma anche alla stabilità. Studi scientifici hanno dimostrato che il passaggio dal passo al trotto aumenta la robustezza rispetto a disturbi laterali [s197]. Questo spiega perché i cavalli preferiscano spesso il trotto al passo su terreni irregolari. Per i cavalieri e gli allenatori, ciò significa che, durante il lavoro in campo, dovrebbero tenere conto di questa tendenza naturale e lasciare al cavallo la scelta dell'andatura quando si tratta di stabilità e sicurezza.

La coordinazione può essere migliorata attraverso interventi terapeutici mirati [s198]. È importante stimolare diversi canali sensoriali. Nella pratica, si sono dimostrati efficaci esercizi su diverse superfici, <u>lavoro con i Cavaletti</u> o il cavalcare su tronchi. Questi esercizi non solo promuovono la coordinazione, ma aiutano anche a riconoscere e correggere schemi di compensazione nascosti [s199].

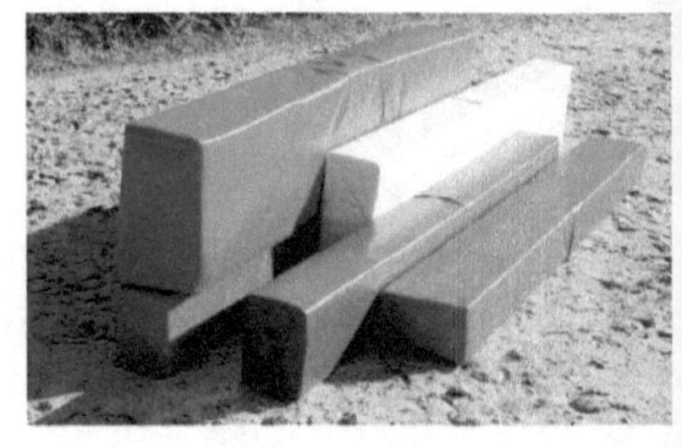

Cavaletti [i63]

Dalla andatura di base "trotto" possono essere sviluppate nove diverse andature variando l'inclinazione del corpo e il carico sulle gambe [s201]. Questo evidenzia l'enorme capacità di adattamento dell'apparato locomotore equino. Per l'allenamento, ciò significa che è possibile uno sviluppo graduale delle capacità di coordinazione, prestando sempre attenzione alle predisposizioni individuali e alla condizione fisica del cavallo. La componente neurologica della coordinazione non deve essere sottovalutata. Disturbi nella trasmissione dei segnali tra cervello e muscoli possono compromettere significativamente la capacità di coordinazione [s200]. Controlli veterinari regolari sono quindi essenziali per riconoscere e trattare precocemente problemi neurologici. Per il lavoro pratico con i cavalli, ciò significa che è fondamentale un approccio sistematico allo sviluppo delle capacità di coordinazione. Si dovrebbe procedere secondo il principio "da facile a difficile" e "da semplice a complesso". È particolarmente importante dare al cavallo il tempo necessario per sviluppare le proprie capacità di coordinazione e evitare sovraccarichi.

Glossario

posturale

Riguarda la postura del corpo e il suo controllo. Un sistema di riflessi e attività muscolari che regola la posizione eretta e l'equilibrio del corpo.

Cavaletti

Bastoni a terra appositamente progettati su supporti bassi, regolabili in diverse altezze. Servono come ausilio all'allenamento per migliorare i movimenti e la coordinazione.

Propriocezione

Un sistema sensoriale che percepisce la posizione e il movimento del corpo nello spazio attraverso recettori speciali nei muscoli, tendini e articolazioni. Particolarmente importante per il movimento sicuro e l'equilibrio del cavallo.

4. 2. 3. Equilibrio

'equilibrio di un cavallo è fondamentale per la sua salute, prestazione e l'armonica interazione con il cavaliere. Un cavallo equilibrato può muoversi in modo efficiente ed è meno suscettibile a infortuni [s202]. Lo sviluppo e il mantenimento dell'equilibrio è un processo complesso che comprende vari aspetti della <u>Biomeccanica</u> e del controllo del movimento. Un principio importante è che la vera forza può essere costruita solo su una base di stabilità. Quando un cavallo cerca di trovare il suo equilibrio o assume una postura inclinata, non è in grado di sviluppare il tipo di forza che porta a un miglioramento delle prestazioni [s202]. Nella pratica, ciò significa che prima si deve lavorare sulla stabilità, prima di concentrarsi sugli esercizi di forza. Questo può essere raggiunto attraverso esercizi mirati per il posizionamento dei piedi e il controllo delle articolazioni vertebrali. La biomeccanica del cavallo si basa su quattro dimensioni del movimento che dovrebbero essere considerate in un moderno sistema di addestramento amichevole per i cavalli [s203]. È importante che il cavaliere comprenda come queste dimensioni interagiscono. Un approccio pratico è iniziare con semplici esercizi di spostamento del peso e svilupparli gradualmente in sequenze di movimento più complesse. L'allineamento del cavaliere gioca un ruolo cruciale nell'equilibrio del cavallo. Le spalle del cavaliere dovrebbero essere rilassate e allineate direttamente sopra il bacino [s204]. Una schiena del cavallo stabile e dritta facilita al cavaliere la percezione della propria posizione. Nella pratica, è consigliabile controllare regolarmente la propria postura e, se necessario, migliorarla attraverso esercizi mirati. La terapia ippica fornisce interessanti intuizioni: gli impulsi di movimento ritmici che provengono dalla schiena del cavallo stimolano i <u>meccanismi riflessi posturali</u> [s205]. Questa intuizione può essere applicata anche all'addestramento di cavalli sani. Attraverso un addestramento mirato, la sincronizzazione tra i movimenti del cavallo e del cavaliere può essere migliorata [s206], portando a una migliore mobilità funzionale. Lavorare sulla flessibilità del cavallo è un passo essenziale per migliorare la linearità [s204]. Gli esercizi pratici possono inizialmente essere eseguiti in stazione, prima di trasferirli al movimento. È particolarmente importante prestare attenzione al carico uniforme di entrambi i lati del corpo, poiché le asimmetrie possono portare a una riduzione della forza centrale. Un aspetto importante dell'equilibrio è la consapevolezza corporea del cavallo. Per raggiungere la stabilità, il cavallo ha bisogno di una maggiore consapevolezza e controllo sul posizionamento dei suoi piedi, nonché della capacità di mantenere l'allineamento delle sue articolazioni vertebrali durante il movimento [s202]. Questo può essere promosso attraverso esercizi specifici di lavoro a terra, in cui il cavallo impara a posizionare i suoi piedi in modo mirato e a controllare consapevolmente il suo corpo. Lo sviluppo dell'equilibrio dovrebbe avvenire in modo sistematico e senza fretta. Le ricerche scientifiche mostrano che la stabilità migliora con l'aumentare della pratica, come dimostrato da una riduzione delle deviazioni del centro di pressione [s205]. Per allenatori e cavalieri, ciò significa che dovrebbero dare ai loro cavalli tempo sufficiente per sviluppare e consolidare nuovi schemi di movimento.

Glossario

Biomeccanica

La scienza che si occupa delle leggi meccaniche negli organismi viventi. Nei cavalli, studia le forze e i movimenti che agiscono su ossa, articolazioni e muscoli.

meccanismi riflessi posturali

Reazioni corporee automatiche che servono a mantenere la postura e l'equilibrio del corpo. Questi riflessi sono controllati da organi sensoriali nell'orecchio interno, nei muscoli e nelle articolazioni.

Riepilogo - 4. 2. Teoria del Movimento

- La mutazione DMRT3 determina in modo significativo la capacità di andature speciali come il Tölt o il Pace. Gli animali da sella si caratterizzano per un tipico "supporto a tre piedi" a velocità media. L'accuratezza dei movimenti diminuisce sistematicamente con l'aumentare della velocità. Il passaggio dal passo al trotto aumenta dimostrabilmente la robustezza rispetto a disturbi laterali. Dalla andatura di base "trott" possono essere sviluppate nove diverse andature variando l'inclinazione del corpo. Il controllo posturale comprende processi sensomotori per l'equilibrio statico e dinamico. Un'alterazione della propriocezione porta a una misurabile perdita di forza e a disturbi di coordinazione. Gli impulsi di movimento ritmici della schiena del cavallo stimolano direttamente i meccanismi riflessi posturali. Le asimmetrie nel movimento portano a una riduzione misurabile della forza del core. La stabilità migliora con l'aumentare dell'esercizio, misurabile attraverso la riduzione delle deviazioni del centro di pressione. Lo sviluppo reale della forza è possibile solo su una base di equilibrio stabile, non in posizioni di compensazione.

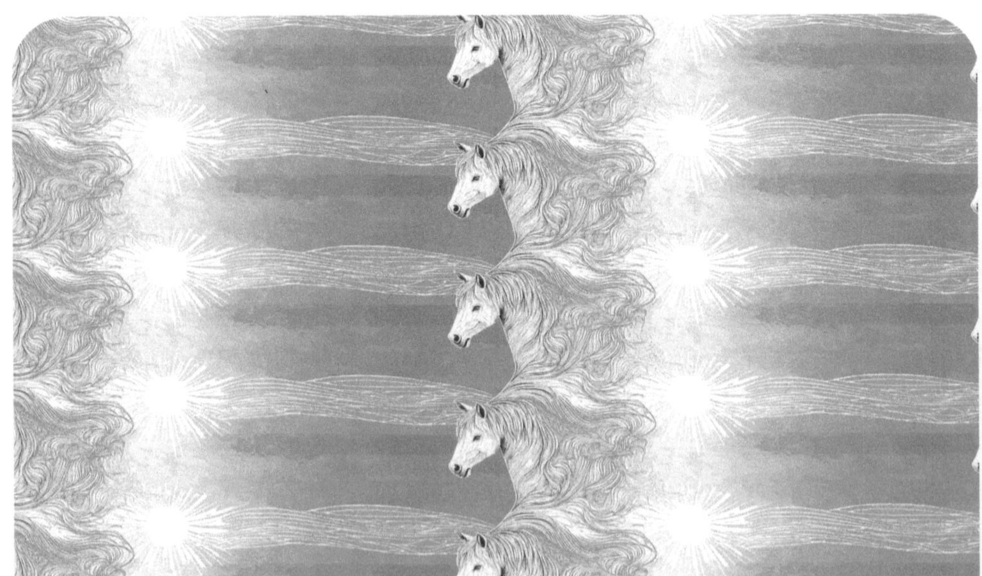

4. 3. Ottimizzazione delle Prestazioni

'ottimizzazione delle prestazioni sportive nei cavalli solleva domande complesse: come può essere strutturato l'allenamento in modo che sia sia efficace che salutare? Quali parametri fisiologici devono essere considerati per evitare sovraccarichi? E come può una pianificazione sistematica dell'allenamento contribuire alla prevenzione degli infortuni? La ricerca scientifica degli ultimi anni ha dimostrato che l'ottimizzazione delle prestazioni nei cavalli richiede un'interazione finemente sintonizzata tra gestione del carico, pianificazione strutturata dell'allenamento e misure preventive. In questo contesto, sia parametri misurabili come la frequenza cardiaca e i livelli di lattato, sia la costituzione individuale del cavallo giocano un ruolo decisivo. La sfida consiste nel trovare il giusto equilibrio tra stimoli di allenamento e recupero, un compito che richiede una solida conoscenza delle basi fisiologiche dell'allenamento. I seguenti paragrafi mostrano come le moderne scoperte della fisiologia sportiva possano essere integrate nel lavoro pratico di allenamento.

„La regola 80/20 afferma che circa l'80% dell'allenamento dovrebbe avvenire in un'area a bassa intensità per garantire uno sviluppo delle prestazioni sostenibile."

4. 3. 1. Gestione del carico

a gestione professionale del carico è un elemento centrale per lo sviluppo sostenibile delle prestazioni e la salute degli sportivi equini. Essa si basa sul monitoraggio sistematico e sull'adattamento degli stimoli di allenamento, considerando sia i parametri fisiologici che quelli biomeccanici [s207]. Un principio fondamentale della gestione del carico è la regola 80/20, che afferma che circa l'80% dell'allenamento dovrebbe avvenire in un'area di bassa intensità [s208]. Questo è particolarmente importante per lo sviluppo a lungo termine dei giovani cavalli, nei quali è necessario evitare un sovraccarico precoce. Un esempio pratico sarebbe la pianificazione di una settimana di allenamento tipica: su cinque giorni di allenamento, quattro dovrebbero essere nella fascia di intensità moderata, mentre solo un giorno è previsto per l'allenamento ad alta intensità. Il monitoraggio della frequenza cardiaca gioca un ruolo centrale nella gestione del carico. Studi hanno dimostrato che i cavalli con frequenze cardiache più basse durante la fase di riscaldamento e frequenze cardiache massime più elevate durante le fasi di carico intenso ottengono prestazioni migliori [s209]. Per i trainer, ciò significa che dovrebbero tenere d'occhio la frequenza cardiaca dei loro cavalli durante il riscaldamento - idealmente, questa dovrebbe essere tra il 40-50% della frequenza cardiaca massima. La variabilità della frequenza cardiaca (<u>HRV</u>) si è affermata come un indicatore importante per la gestione dell'allenamento [s210]. I trainer dovrebbero misurare regolarmente i valori di HRV dei loro cavalli al mattino, a riposo. Un calo significativo della HRV può indicare sovraccarico e dovrebbe portare a una riduzione immediata dell'intensità dell'allenamento. Particolare attenzione richiede la riabilitazione dopo infortuni. Qui, l'uso di sistemi di supporto dinamici si è dimostrato efficace, consentendo un controllo preciso del carico [s211]. Questi sistemi permettono un aumento graduale del carico, ad esempio attraverso una limitazione controllata dell'estensione dell'articolazione del garretto durante diverse fasi di movimento. Il monitoraggio dei livelli di lattato nel sangue si è rivelato un parametro particolarmente significativo per valutare l'adattamento all'allenamento [s212]. I trainer dovrebbero effettuare misurazioni regolari del lattato durante test di carico standardizzati per determinare la soglia anaerobica individuale dei loro cavalli e adattare l'allenamento di conseguenza. Un errore comune nella pratica dell'allenamento è la sottovalutazione dei segni di sovrallenamento. Studi hanno dimostrato che la forma fisica dei cavalli sportivi può diminuire durante fasi di allenamento intenso [s213]. Pertanto, i trainer dovrebbero stabilire un monitoraggio sistematico che consideri, oltre ai parametri di prestazione, anche i cambiamenti comportamentali e i tempi di recupero. Per l'attuazione pratica, è consigliabile tenere un diario di allenamento dettagliato, in cui oltre ai valori oggettivi vengano registrate anche osservazioni soggettive [s207]. Questo consente di riconoscere tendenze a lungo termine e di adattare l'allenamento di conseguenza. Uno schema collaudato è la valutazione settimanale dei dati raccolti con successiva modifica dell'allenamento per la settimana successiva. La capacità di adattamento individuale dei cavalli deve essere particolarmente considerata. Studi interessanti mostrano che i cavalli con parametri di prestazione inizialmente scadenti possono spesso ottenere i maggiori progressi nell'allenamento [s212]. Questo sottolinea l'importanza di un approccio paziente e sistematico allo sviluppo delle prestazioni. Per una gestione ottimale del carico, è essenziale registrare e mettere in relazione sia i parametri di carico esterni (ad es. volume di allenamento, intensità) che quelli interni (ad es. frequenza cardiaca, <u>valori di lattato</u>) [s207]. Questo consente una precisa regolazione del carico di allenamento in base allo stato di fitness individuale del cavallo e aiuta a trovare il giusto equilibrio tra carico e recupero.

Glossario

Variabilità della frequenza cardiaca
Intervallo temporale tra i singoli battiti cardiaci, che fornisce informazioni sulla capacità di adattamento del cuore e sull'interazione tra simpatico e parasimpatico

Lattato
Prodotto del metabolismo che si forma durante un intenso lavoro muscolare senza sufficiente apporto di ossigeno e può portare a un'acidosi muscolare

4. 3. 2. Pianificazione dell'allenamento

na pianificazione sistematica dell'allenamento è fondamentale per lo sviluppo delle prestazioni degli sportivi equini. La pianificazione segue il principio della periodizzazione, che struttura diversi cicli e fasi di allenamento in modo progressivo [s214]. La base è costituita dall'allenamento di base, caratterizzato da sessioni di allenamento più lunghe e moderate. In questa fase, l'attenzione è rivolta allo sviluppo della capacità aerobica e alla costruzione della resistenza di base [s215]. Un tipico blocco di allenamento potrebbe consistere, ad esempio, in tre sessioni di 45 minuti a settimana, in cui il cavallo viene principalmente mosso al trotto e al galoppo leggero. Dopo la fase di base, si procede a un aumento sistematico attraverso l'integrazione di stimoli di allenamento specifici. Qui si utilizzano sempre più l'allenamento a intervalli e le unità di velocità mirate [s216]. Un allenamento a intervalli collaudato potrebbe apparire come segue: dopo un riscaldamento di 15 minuti, seguono 4-6 intervalli di 2-3 minuti di intensità aumentata, interrotti da 3-4 minuti di recupero attivo al passo. Particolare importanza riveste il concetto di "Peaking", ovvero la gestione mirata della forma in vista di un picco di competizione [s217]. Circa due settimane prima di competizioni importanti, viene avviata una fase di Tapering, in cui il volume di allenamento viene ridotto del 40-90%, mentre l'intensità delle sessioni rimanenti rimane alta. Questa strategia può aumentare le prestazioni in gara del 3-6%. La Blockperiodizzazione si è dimostrata un concetto efficace, in cui obiettivi di allenamento specifici vengono affrontati in blocchi concentrati [s214]. Un tipico blocco di 4 settimane potrebbe inizialmente concentrarsi sulla resistenza, seguito da una settimana di allenamento intensivo di forza, una settimana di allenamento di velocità e una settimana di recupero.

Per l'attuazione pratica, è essenziale un equilibrio tra carico e recupero [s216]. Gli allenatori dovrebbero tenere presente le seguenti regole fondamentali:
- Almeno un giorno di riposo completo a settimana
- Alternanza tra sessioni di allenamento intense e rigenerative
- Controllo regolare della capacità di recupero attraverso l'osservazione di schemi comportamentali e parametri vitali

L'integrazione dell'allenamento mentale nella pianificazione dell'allenamento sta guadagnando sempre più importanza [s216]. Ad esempio, si possono includere passeggiate tranquille nella natura o esercizi di rilassamento mirati durante le fasi di recupero. Un aspetto spesso sottovalutato è l'equilibrio tra allenamento di forza e resistenza [s215]. Questo può essere attuato attraverso l'integrazione di lavoro in salita o galoppi controllati in salita per lo sviluppo della forza, mentre fasi di trotto più lunghe in piano servono allo sviluppo della resistenza.

La pianificazione dell'allenamento deve inoltre considerare le esigenze individuali e le capacità di adattamento del cavallo [s214]. Gli allenatori dovrebbero stabilire un sistema di monitoraggio dettagliato che comprenda i seguenti aspetti:
- Documentazione quotidiana del contenuto e dell'estensione dell'allenamento
- Registrazione regolare dei parametri di prestazione
- Protocollo dei tempi di recupero e delle anomalie comportamentali

L'alimentazione gioca un ruolo importante di supporto nella pianificazione dell'allenamento [s216]. Il piano alimentare dovrebbe essere adattato alla fase di allenamento specifica, con un aumento del fabbisogno energetico durante le fasi intensive. Per lo sviluppo a lungo termine, è importante integrare regolarmente unità di test nella pianificazione, per verificare il successo dell'allenamento e apportare eventuali aggiustamenti. Questi test dovrebbero essere condotti in condizioni standardizzate per ottenere risultati comparabili.

Glossario

Blockperiodizzazione
Un concetto di allenamento moderno, in cui diversi obiettivi di allenamento vengono affrontati in periodi concentrati e consecutivi, invece di sviluppare più abilità in parallelo.

Peaking
Una metodologia di allenamento dallo sport di prestazione, in cui attraverso la gestione mirata del carico di allenamento si raggiunge il picco di prestazione esattamente al momento desiderato.

Tapering
Una tecnica di allenamento in cui il carico di allenamento viene sistematicamente ridotto prima di una competizione, per ridurre la fatica e raggiungere una prestazione ottimale.

4. 3. 3. Prevenzione degli infortuni

a prevenzione degli infortuni è un tema complesso e importante nello sport equestre, poiché ogni anno circa il 16% dei cavalli sportivi è colpito da significative lesioni ai tessuti molli, che portano a interruzioni dell'allenamento [s218]. Un approccio sistematico alla prevenzione è quindi essenziale per il mantenimento della salute a lungo termine dei cavalli. La $1 gioca un ruolo centrale nella prevenzione degli infortuni. Gli allenatori devono comprendere a fondo le specifiche esigenze della loro disciplina, poiché la maggior parte delle lesioni da allenamento è evitabile con una corretta comprensione biomeccanica [s219]. Un esempio pratico: nei cavalli da dressage, è particolarmente importante prestare attenzione al carico uniforme su entrambi i lati del corpo. Questo può essere raggiunto attraverso cambi di mano regolari e sessioni di lavoro equilibrate su entrambe le mani. Il sovraccarico ripetuto è stato identificato come la causa principale delle lesioni ai tessuti molli [s218]. Questo si verifica spesso a causa di una combinazione di affaticamento, zoppie esistenti e <u>conformazione</u> sfavorevole. Per contrastare ciò, si consiglia di integrare il <u>Cross-Training</u> nel piano di allenamento [s220]. Un programma efficace di Cross-Training potrebbe consistere, ad esempio, in una combinazione di lavoro di dressage, unità di terreno controllate e lavoro di ginnastica alla longe. La qualità del terreno gioca un ruolo decisivo nella prevenzione degli infortuni [s221]. Gli allenatori dovrebbero abituare sistematicamente i loro cavalli a diversi tipi di superficie [s220]. Un approccio pratico sarebbe strutturare l'allenamento come segue: riscaldamento su terreno solido e pianeggiante, fase principale di lavoro sulla superficie specifica della disciplina e fase di rilassamento di nuovo su terreno solido. Le tecnologie moderne offrono opportunità innovative per la prevenzione degli infortuni. In particolare, per la prevenzione delle contratture muscolari, la terapia a onde d'urto, la <u>termografia</u> infrarossa e le terapie elettriche si sono dimostrate efficaci [s222]. Tuttavia, questi metodi dovrebbero sempre essere utilizzati in consultazione con il veterinario curante.

Un aspetto spesso sottovalutato è l'importanza della forza del tronco del cavallo [s220]. Un allenamento mirato alla stabilizzazione del tronco può essere raggiunto attraverso esercizi specifici. Esercizi pratici per questo sono:
- Lavoro con i bastoni al passo e al trotto
- Allenamento con i cavaletti a diverse distanze
- Lavoro in pendenza
- Retromarcia in linea retta

Le condizioni di stallo influenzano notevolmente il rischio di infortuni. Studi dimostrano che la semplice detenzione in stalla aumenta il rischio di lesioni ai tessuti molli [s218]. Una misura preventiva è garantire un'adeguata mobilità anche al di fuori dell'allenamento, idealmente attraverso il pascolo regolare o la permanenza in paddock.

Un programma di prevenzione completo deve includere anche il controllo e la cura regolari di piedi, denti e attrezzature [s219]. Un piano di controllo pratico potrebbe apparire come segue:
- Controllo giornaliero degli zoccoli prima e dopo l'allenamento
- Controllo mensile dell'attrezzatura per usura
- Controllo semestrale dei denti da parte del veterinario
- Regolare adattamento della sella

Lo sviluppo di moduli educativi per allenatori, proprietari e veterinari è una parte importante della prevenzione degli infortuni [s221]. Questi dovrebbero in particolare trasmettere il riconoscimento dei primi segnali di allerta e l'importanza delle misure preventive. Una fase di riscaldamento e raffreddamento adeguata è fondamentale per la prevenzione degli infortuni [s219]. Un programma di riscaldamento strutturato dovrebbe durare almeno 15-20 minuti e aumentare gradualmente l'intensità. La fase di raffreddamento dovrebbe essere di lunghezza simile e concludersi con elementi di rilassamento e stretching.

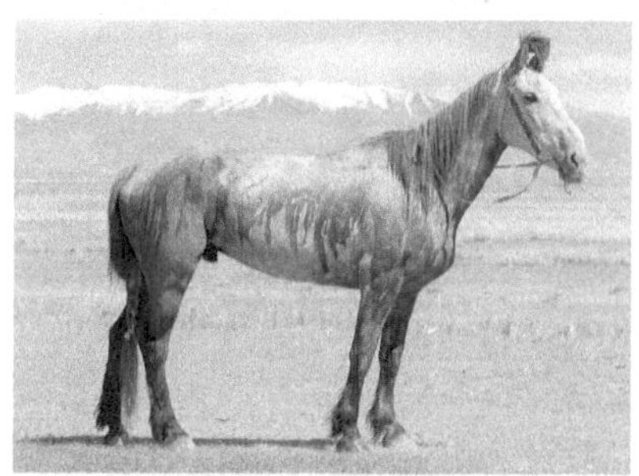

Conformazione [i64]

Glossario

Conformazione
La struttura fisica e l'aspetto esteriore di un cavallo, in particolare in relazione alle proporzioni e al rapporto tra le parti del corpo.

Cross-Training
Metodo di allenamento che combina diverse discipline sportive o forme di esercizio per evitare sovraccarichi unilaterali e migliorare la forma fisica generale.

Termografia
Tecnica di imaging che rende visibili le differenze di temperatura nel corpo e serve per rilevare infiammazioni o disturbi circolatori.

Riepilogo - 4. 3. Ottimizzazione delle Prestazioni

- La regola 80/20 afferma che l'80% dell'allenamento dovrebbe avvenire in un'area a bassa intensità
- Frequenze cardiache più basse durante la fase di riscaldamento correlano con migliori prestazioni
- Un netto calo della variabilità della frequenza cardiaca indica sovraccarico
- Sistemi di supporto dinamico consentono un controllo preciso del carico nella riabilitazione
- I cavalli con parametri di prestazione inizialmente scadenti mostrano spesso i maggiori progressi nell'allenamento
- La fase di tapering riduce il volume di allenamento del 40-90% nelle 2 settimane precedenti le competizioni
- La periodizzazione a blocchi concentra obiettivi di allenamento specifici in blocchi di 4 settimane
- Il 16% dei cavalli sportivi subisce annualmente significative lesioni ai tessuti molli
- Il cross-training riduce il rischio di infortuni attraverso la variazione delle forme di carico
- La terapia a onde d'urto e la termografia a infrarossi si sono dimostrate efficaci nella prevenzione delle contratture muscolari
- La semplice stabulazione aumenta dimostrabilmente il rischio di lesioni ai tessuti molli
- La combinazione di affaticamento, zoppie esistenti e conformazione sfavorevole è la principale causa delle lesioni ai tessuti molli.

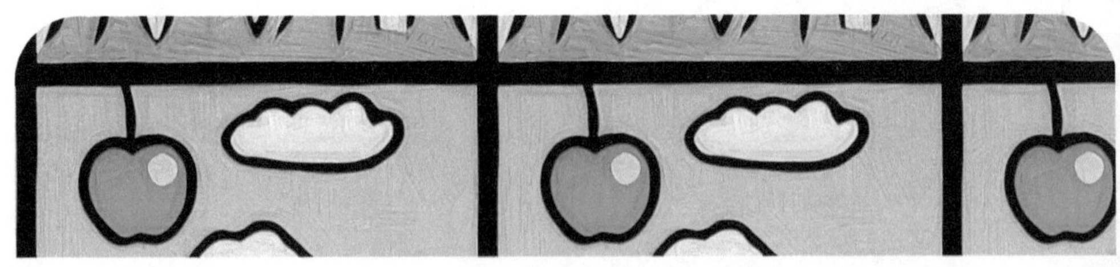

Revisione - 4. Fisiologia dell'Allenamento

- L'ipertrofia muscolare avviene attraverso l'aumento dei filamenti proteici, distinguendo tra ipertrofia miofibrillare e sarkoplasmatica.

- La proteina miostatina funge da regolatore naturale della crescita muscolare e la sua espressione diminuisce significativamente dopo l'allenamento.

- La muscolatura della schiena mostra già dopo 30 giorni di allenamento continuo un aumento progressivo della superficie trasversale totale.

- L'attivazione delle cellule satelliti gioca un ruolo importante nell'ipertrofia muscolare ed è stimolata da un allenamento mirato.

- La variabilità della frequenza cardiaca (HRV) si è affermata come un indicatore importante per la gestione dell'allenamento.

- La periodizzazione a blocchi consente un'elaborazione concentrata di obiettivi di allenamento specifici in blocchi di tempo definiti.

- Circa il 16% dei cavalli sportivi è colpito annualmente da significative lesioni ai tessuti molli.

- La mutazione DMRT3 gioca un ruolo importante nello sviluppo di diverse razze equine con andature speciali.

- Il controllo posturale comprende processi sensomotori per l'equilibrio in situazioni statiche e dinamiche.

- La propriocezione è fondamentale per la capacità di coordinazione e la sua compromissione porta a disturbi di coordinazione.

- Il passaggio dal passo al trotto aumenta la robustezza rispetto a disturbi laterali.

- L'integrazione del cross-training nel piano di allenamento riduce il rischio di infortuni dovuti a carichi unilaterali.

- Tecnologie moderne come la terapia a onde d'urto e la termografia a infrarossi si sono dimostrate efficaci nella prevenzione degli infortuni.

- La fase di tapering prima delle competizioni con un volume di allenamento ridotto del 40-90% può aumentare le prestazioni del

3-6%.

Offerte aggiuntive gratuite in programma

Siamo lieti di potervi offrire in futuro materiali supplementari gratuiti per questo libro:

- Un capitolo bonus esclusivo con contenuti aggiuntivi
- Un riassunto compatto dell'intero libro in formato PDF

La pubblicazione di questi materiali è prevista per gennaio 2025.
Vi invitiamo a visitare il nostro sito web già da oggi. Non appena il nostro servizio newsletter sarà attivo (previsto per gennaio 2025), potrete registrarvi per ricevere aggiornamenti e non perdere alcuna novità sulle offerte aggiuntive gratuite.

SaageBooks.com/it/salute_equina-bonus-IEA4FS

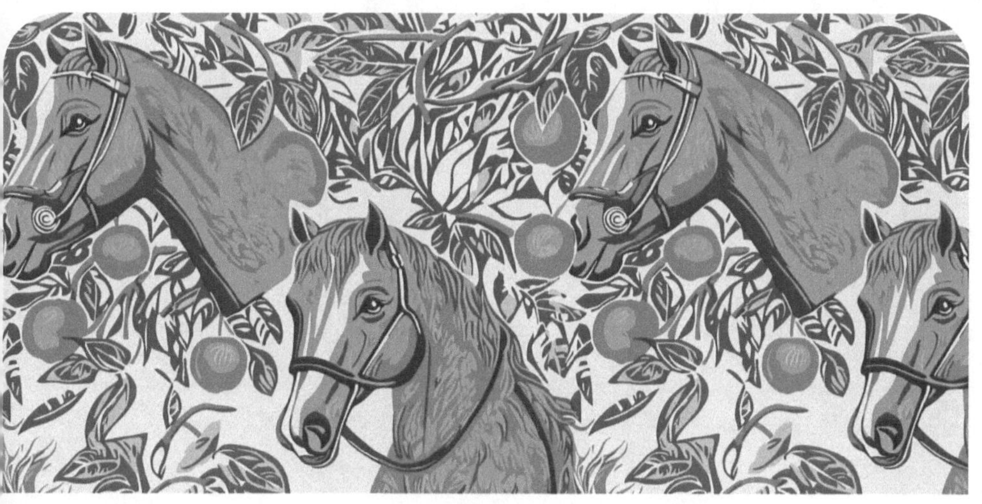

Cari lettori,

Sono profondamente onorato che abbiate dedicato del tempo a leggere il mio libro dall'inizio alla fine. Come autore, il mio più grande desiderio è fornirvi preziose intuizioni e una guida pratica. La vostra fiducia nel mio lavoro significa molto per me. Spero che la lettura sia stata arricchente per voi. Se avete domande o suggerimenti, non esitate a contattarmi attraverso il nostro sito web.

Se avete apprezzato questo libro, gradirei molto una recensione onesta. La vostra opinione è importante per me e aiuta altri lettori a prendere la loro decisione. Potete facilmente lasciare la vostra valutazione onesta sulla piattaforma di vendita dove avete acquistato il libro.
Grazie per il vostro supporto!

Artemis Saage

Saage Media GmbH

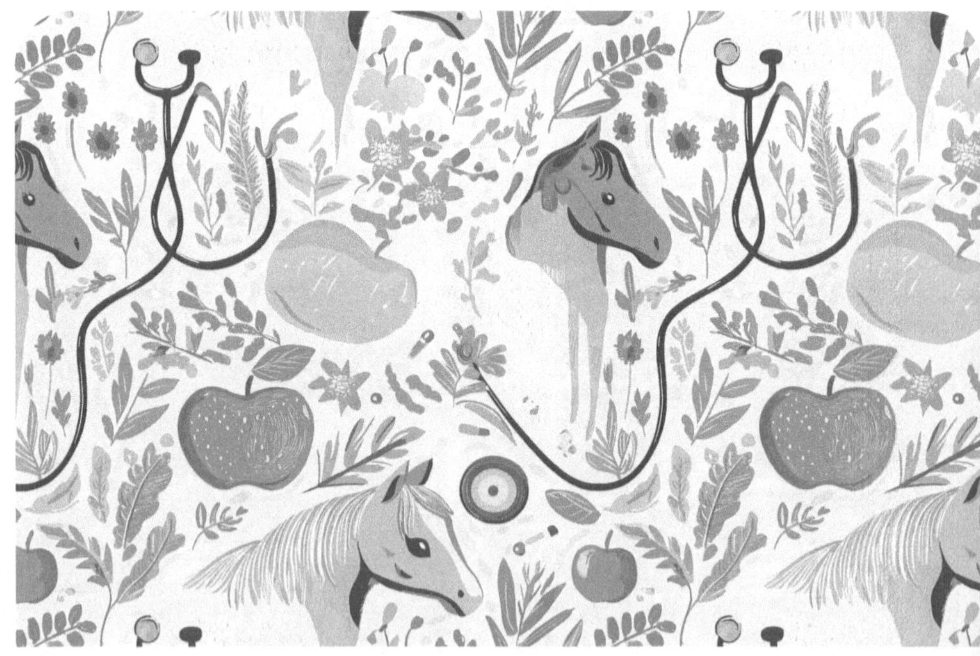

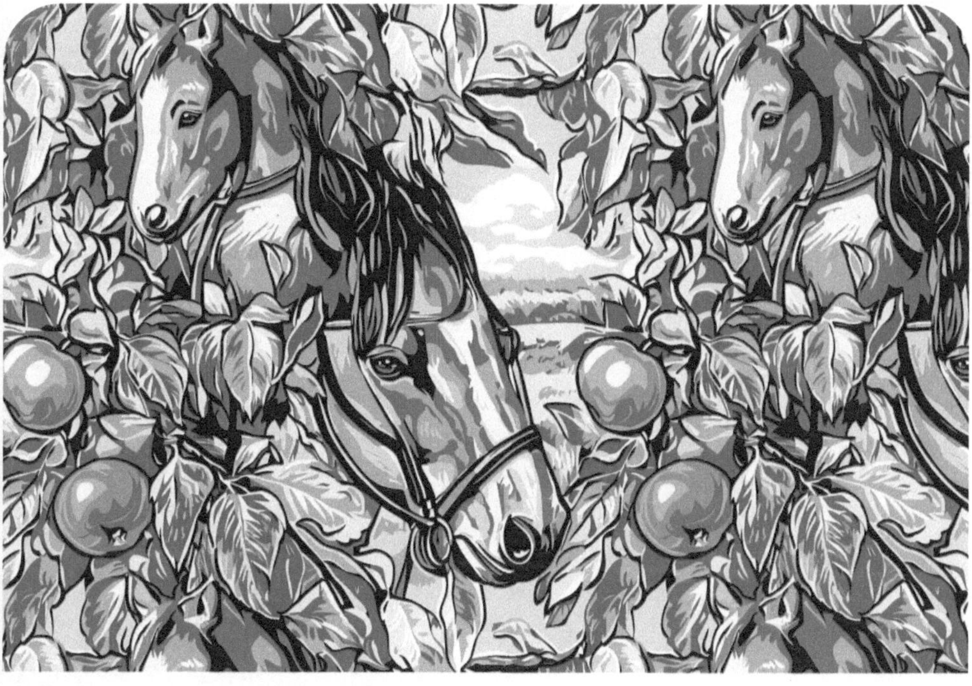

Fonti

I miei sinceri ringraziamenti vanno a tutti gli autori delle fonti scientifiche e non scientifiche citate, ai gestori dei siti web referenziati e ai creatori delle immagini, grafiche e studi utilizzati, il cui prezioso lavoro ha contribuito in modo significativo alla creazione di questo libro.
Per ulteriori informazioni, ti consiglio di visitare i siti web delle fonti collegati.

Tutte le fonti sono state consultate l'ultima volta il: 2024-12-04

[s1] - https://www.nature.com/articles/s41598-024-75960-7
Autore: Jindi Wu, Heya Na, Fan Bai, Siyu Li, Hao Gao, Rina Sha
Titolo: Preparation and tissue structure analysis of horse bone collagen peptide
Data di pubblicazione: 28 October 2024
Sito web: Nature
Editore: Scientific Reports

[s2] - https://www.nature.com/articles/s41598-018-29655-5
Autore: J. Oinas, A. P. Ronkainen, L. Rieppo, M. A. J. Finnilä, J. T. Iivarinen, P. R. van Weeren, H. J. Helminen, P. A. J. Brama, R. K. Korhonen, S. Saarakkala
Titolo: Composition, structure and tensile biomechanical properties of equine articular cartilage during growth and maturation
di: Nature Research
Data di pubblicazione: 27 July 2018
Sito web: Nature
Editore: Scientific Reports

[s3] - https://avmajournals.avma.org/downloadpdf/view/journals/ajvr/52/1/ajvr.1991.52.01.133.pdf
Autore: David A. Wilson, DVM, MS; Gordon J. Baker, BVSc, PhD; Gerald J. Pijanowski, DVM, PhD; Michael J. Boero, DVM, MS; Robert R. Badertscher II, DVM, PhD
Titolo: Composition and morphologic features of the interosseous muscle in Standardbreds and Thoroughbreds
Data di pubblicazione: January 1991
Sito web: AVMA Journals
Editore: American Veterinary Medical Association

[s4] - https://optionsforanimals.com/wp-content/uploads/2019/02/Ex_and_Tx_of_Eq_Back_Pain.pdf
Autore: Kevin K. Haussler, DVM, DC, PhD
Titolo: Review of the Examination and Treatment of Back and Pelvic Disorders
di: Gail Holmes Equine Orthopaedic Research Center, Colorado State University
Sito web: optionsforanimals.com
Editore: American Association of Equine Practitioners

[s5] - https://www.mdpi.com/2076-2615/11/1/234
Autore: Gravrok, J., et al.
Titolo: Beyond the Benefits of Assistance Dogs: Exploring Challenges Experienced by First-Time Handlers
di: MDPI
Data di pubblicazione: 2019
Sito web: MDPI
Editore: MDPI

[s6] - https://www.nature.com/articles/s41598-020-65339-9
Autore: Ryotaro Nagakura, Masahito Yamamoto, Juhee Jeong, Nobuyuki Hinata, Yukio Katori, Wei-Jen Chang, Shinichi Abe
Titolo: Switching of Sox9 expression during musculoskeletal system development
di: Nature Publishing Group
Data di pubblicazione: 2020-05-21
Sito web: Nature
Editore: Scientific Reports

[s7] - https://www.ivis.org/sites/default/files/library/aaep/1997/Haussler.pdf
Autore: Kevin K. Haussler, DVM, DC, PhD
Titolo: Application of Chiropractic Principles and Techniques to Equine Practice
Data di pubblicazione: 1997
Sito web: IVIS
Editore: AAEP

[s8] - https://www.epauk.org/about-equine-podiatry/articles/hoof-anatomy-a-beginners-guide/
Titolo: Hoof Anatomy – A Beginner's Guide
di: Equine Podiatry Association
Sito web: Equine Podiatry Association

[s9] - https://extension.missouri.edu/sites/default/files/legacy_media/wysiwyg/Extensiondata/Pub/pdf/agguides/ansci/g02740.pdf
Autore: Robert C. McClure, Gerald R. Kirk, Phillip D. Garrett
Titolo: Functional Anatomy of the Horse Foot
di: University of Missouri
Data di pubblicazione: 10/99
Sito web: MU Extension
Editore: University of Missouri

[s10] - https://equine-jogging-shoes.com/advice-guidance/rubber-sole/
Titolo: Unique Rubber Sole Benefits
di: All Natural Horse Care
Data di pubblicazione: 2023
Sito web: Equine Jogging Shoes

[s11] - https://digitalcommons.otterbein.edu/stu_honor/56/
Autore: Sharlee Lowe
Titolo: The Effect of Whole Body Vibration on Equine Hoof Growth
Data di pubblicazione: 2017
Sito web: Digital Commons @ Otterbein

[s12] - https://pubmed.ncbi.nlm.nih.gov/7988538/
Autore: P Dyhre-Poulsen, H H Smedegaard, J Roed, E Korsgaard
Titolo: Equine hoof function investigated by pressure transducers inside the hoof and accelerometers mounted on the first phalanx
Data di pubblicazione: 1994-09
Sito web: PubMed
Editore: Equine Veterinary Journal

[s13] - https://www.extension.purdue.edu/extmedia/id/id-321-w.pdf
Autore: Kate Hepworth, Dr. Michael Neary, Dr. Simon Kenyon
Titolo: Hoof Anatomy, Care and Management in Livestock
di: Purdue University Cooperative Extension Service
Data di pubblicazione: 10/04
Sito web: Purdue University Extension
Editore: Purdue University Cooperative Extension Service

[s14] - https://www.equestriansurfaces.co.uk/news/horse-hoof-anatomy-your-complete-guide/
Titolo: Horse Hoof Anatomy: Your Complete Guide
di: Equestrian Surfaces
Data di pubblicazione: 06.03.2023
Sito web: Equestrian Surfaces

[s15] - https://nebraskaequine.com/about-us/our-services/chiropractic-and-acupuncture.html
Titolo: Chiropractic and Acupuncture
di: Nebraska Equine Veterinary Clinic
Sito web: Nebraska Equine Veterinary Clinic

[s16] - https://vet.arioneo.com/en/blog/horse-back-anatomy-and-biomechanics/
Titolo: Horse back: anatomy and biomechanics
di: Arioneo
Data di pubblicazione: 2022-11-18
Sito web: Arioneo

[s17] - https://www.nature.com/articles/s41598-021-92272-2
Autore: A. Byström, A. M. Hardeman, F. M. Serra Bragança, L. Roepstorff, J. H. Swagemakers, P. R. van Weeren, A. Egenvall
Titolo: Differences in equine spinal kinematics between straight line and circle in trot
di: Nature Publishing Group
Data di pubblicazione: 2021-06-18
Sito web: Nature
Editore: Scientific Reports

[s18] - https://emedicine.medscape.com/article/1899031-overview
Autore: Stephen Kishner, MD, MHA; Chief Editor: Thomas R Gest, PhD
Titolo: Lumbar Spine Anatomy: Overview, Gross Anatomy, Natural Variants
di: Medscape
Data di pubblicazione: Nov 09, 2017
Sito web: Medscape

[s19] - https://pubmed.ncbi.nlm.nih.gov/10218240/
Autore: J M Denoix
di: National Institute of Agronomic Research
Titolo: Spinal biomechanics and functional anatomy
Data di pubblicazione: 1999-04
Sito web: PubMed
Editore: Vet Clin North Am Equine Pract

[s20] - https://veteriankey.com/the-respiratory-system-anatomy-physiology-and-adaptations-to-exercise-and-training/
Autore: PIERRE LEKEUX, TATIANA ART, DAVID R. HODGSON
Titolo: The respiratory system: Anatomy, physiology, and adaptations to exercise and training
di: Veterinary Key
Sito web: Veterinary Key

[s21] - https://vet.ucalgary.ca/community/learning-animal-health/anatomy/equine
Titolo: Equine Anatomy
di: University of Calgary
Sito web: University of Calgary Veterinary Medicine

[s22] - https://vethospital.tamu.edu/large-animal/equine-soft-tissue-surgery/respiratory-tract/
Titolo: Respiratory Tract
di: Texas A&M University
Sito web: Texas A&M Veterinary Hospital

[s23] - https://www.westvets.com.au/wp-content/uploads/2017/06/respiratory-conditions.pdf
Autore: Sarah Van Dyck
di: WestVETS Animal Hospital & Reproduction Centre
Titolo: Respiratory Conditions Part One
Data di pubblicazione: March 2016
Sito web: Horses and People Magazine

[s24] - https://en.audevard.com/blog/the-horse-s-respiratory-system
Titolo: The horse's respiratory system
di: Audevard Laboratories
Sito web: Audevard

[s25] - https://extension.umd.edu/resource/teaching-basic-equine-nutrition-part-ii-equine-digestive-anatomy-and-physiology
Autore: Amy Burk
Titolo: Teaching Basic Equine Nutrition Part II: Equine Digestive Anatomy and Physiology
di: University of Maryland Extension
Data di pubblicazione: September 7, 2021
Sito web: University of Maryland Extension

[s26] - https://www.ivis.org/sites/default/files/library/aaep/2001/91010100053.pdf
Autore: James N. Moore, DVM, PhD; Thel Melton, BA; William C. Carter, MS, CMI; Allison L. Wright, MS, CMI; Malcolm L. Smith, PhD
Titolo: A New Look at Equine Gastrointestinal Anatomy, Function, and Selected Intestinal Displacements
Data di pubblicazione: 2001
Sito web: IVIS
Editore: AAEP

[s27] - https://extension.umaine.edu/publications/1005e/
Titolo: Bulletin #1005, Equine Facts: Basic Horse Nutrition
di: University of Maine
Sito web: University of Maine Cooperative Extension

[s28] - https://pubmed.ncbi.nlm.nih.gov/8800413/
Autore: J E Reynolds 3rd, S A Rommel
Titolo: Structure and function of the gastrointestinal tract of the Florida manatee, Trichechus manatus latirostris
di: Eckerd College
Data di pubblicazione: 1996-07
Sito web: PubMed
Editore: Anatomical Record

[s29] - https://animalmicrobiome.biomedcentral.com/articles/10.1186/s42523-022-00224-6
Autore: Georgia Wunderlich, Michelle Bull, Tom Ross, Michael Rose, Belinda Chapman
Titolo: Understanding the microbial fibre degrading communities & processes in the equine gut
di: BMC (BioMed Central)
Data di pubblicazione: 2023-01-12
Sito web: Animal Microbiome
Editore: BMC (BioMed Central)

[s30] - https://bmcmicrobiol.biomedcentral.com/articles/10.1186/s12866-023-03001-w
Autore: Yiping Zhao, Xiujuan Ren, Haiqing Wu, He Hu, Chao Cheng, Ming Du, Yao Huang, Xiaoqing Zhao, Liwei Wang, Liuxi Yi, Jinshan Tao, Yajing Li, Yanan Lin, Shaofeng Su, Manglai Dugarjaviin
Titolo: Diversity and functional prediction of fungal communities in different segments of mongolian horse gastrointestinal tracts
di: BMC
Data di pubblicazione: 2023-09-09
Sito web: BMC Microbiology
Editore: BMC

[s31] - https://vet.ucalgary.ca/community/learning-animal-health/anatomy/equine
Titolo: Equine Anatomy
di: University of Calgary
Sito web: University of Calgary Veterinary Medicine

[s32] - https://pubmed.ncbi.nlm.nih.gov/3877552/
Autore: D L Evans
Titolo: Cardiovascular adaptations to exercise and training
Data di pubblicazione: 1985-12
Sito web: PubMed
Editore: Vet Clin North Am Equine Pract

[s33] - https://pubmed.ncbi.nlm.nih.gov/15134294/
Autore: Claus D Buergelt
di: University of Florida
Titolo: Equine cardiovascular pathology: an overview
Data di pubblicazione: 2003-12
Sito web: PubMed
Editore: Animal Health Research Reviews

[s34] - https://www.mdpi.com/2227-7390/9/20/2580
Titolo: Computer Simulations of Dynamic Response of Ferrofluids on an Alternating Magnetic Field with High Amplitude
di: MDPI
Sito web: MDPI
Editore: MDPI

[s35] - https://www.vetspecialists.com/specialties/cardiology
Titolo: Cardiology
di: VetSpecialists
Sito web: VetSpecialists

[s36] - https://pubmed.ncbi.nlm.nih.gov/15134294/
Autore: Claus D Buergelt
Data di pubblicazione: 2003-12
Titolo: Equine cardiovascular pathology: an overview
Sito web: PubMed
Editore: Anim Health Res Rev

[s37] - https://doi.org/10.1186/s12987-020-00230-3
Autore: Hossam Kadry, Behnam Noorani, Luca Cucullo
Data di pubblicazione: 2020-11-18
Titolo: A blood–brain barrier overview on structure, function, impairment, and biomarkers of integrity
Sito web: Fluids and Barriers of the CNS
Editore: BMC

[s38] - https://vanat.ahc.umn.edu/
Autore: T.F. Fletcher
di: University of Minnesota College of Veterinary Medicine
Titolo: Carnivore Anatomy Courseware
Data di pubblicazione: January 2021
Sito web: Minnesota Veterinary Anatomy Courseware Web Site

[s39] - https://vetmed.tennessee.edu/vmc/equinehospital/equineacupuncture/
Titolo: Acupuncture and Chiropractic
di: University of Tennessee Institute of Agriculture
Sito web: University of Tennessee College of Veterinary Medicine

[s40] - https://equine.ca.uky.edu/news-story/understanding-differences-between-ems-and-ppid
Titolo: Understanding the Differences between EMS and PPID
di: University of Kentucky
Data di pubblicazione: June, 2013
Sito web: University of Kentucky Ag Equine Programs

[s41] - https://cvm.msu.edu/vdl/client-education/guides-for-pet-owners/equine-endocrinology-pituitary-pars-intermedia-dysfunction-ppid
Titolo: Equine Endocrinology: Pituitary Pars Intermedia Dysfunction (PPID)
di: Michigan State University College of Veterinary Medicine
Sito web: Veterinary Diagnostic Laboratory

[s42] - https://actavetscand.biomedcentral.com/articles/10.1186/s13028-019-0480-2
Autore: Caterina Squillacioti, Alessandra Pelagalli, Giovanna Liguori, Nicola Mirabella
di: BMC
Titolo: Urocortins in the mammalian endocrine system
Data di pubblicazione: 2019-10-04
Sito web: Acta Veterinaria Scandinavica
Editore: BMC

[s43] - https://avmajournals.avma.org/downloadpdf/view/journals/javma/261/2/javma.22.11.0485.pdf
Autore: Jane M. Manfredi, DVM, PhD; Sarah Jacob, DVM, PhD; Elaine Norton, DVM, PhD
di: Michigan State University; University of Arizona
Titolo: Endocrine Disorders: a One-Health Issue
Data di pubblicazione: February 2023
Sito web: avmajournals.avma.org
Editore: American Veterinary Medical Association

[s44] - https://catalog.uconn.edu/undergraduate/courses/ansc/
Titolo: Undergraduate Catalog
Data di pubblicazione: 2024-2025
di: University of Connecticut
Sito web: University of Connecticut Catalog

[s45] - https://nutritionandmetabolism.biomedcentral.com/articles/10.1186/1743-7075-11-10
Autore: Shuai Zhang, Matthew W Hulver, Ryan P McMillan, Mark A Cline, Elizabeth R Gilbert
Data di pubblicazione: 12 February 2014
Titolo: The pivotal role of pyruvate dehydrogenase kinases in metabolic flexibility
Sito web: Nutrition & Metabolism
Editore: BMC

[s46] - https://pubmed.ncbi.nlm.nih.gov/35968025/
Autore: Xiaohui Wen, Shengjun Luo, Dianhong Lv, Chunling Jia, Xiurong Zhou, Qi Zhai, Li Xi, Caijuan Yang
di: Guangdong Academy of Agricultural Sciences
Titolo: Variations in the fecal microbiota and their functions of Thoroughbred, Mongolian, and Hybrid horses
Data di pubblicazione: 2022-07-28
Sito web: PubMed
Editore: Frontiers in Veterinary Science

[s47] - https://pubmed.ncbi.nlm.nih.gov/35705806/
Autore: Veronica L Li, Yang He, Kévin Contrepois, Hailan Liu, Joon T Kim, Amanda L Wiggenhorn, Julia T Tanzo, Alan Sheng-Hwa Tung, Xuchao Lyu, Peter-James H Zushin, Robert S Jansen, Basil Michael, Kang Yong Loh, Andrew C Yang, Christian S Carl, Christian T Voldstedlund, Wei Wei, Stephanie M Terrell, Benjamin C Moeller, Rick M Arthur, Gareth A Wallis, Koen van de Wetering, Andreas Stahl, Bente Kiens, Erik A Richter, Steven M Banik, Michael P Snyder, Yong Xu, Jonathan Z Long
Titolo: An exercise-inducible metabolite that suppresses feeding and obesity
di: Stanford University, Baylor College of Medicine, University of California Berkeley, Netherlands Cancer Institute, Radboud University, University of California San Francisco, University of Copenhagen, University of California at Davis, University of Birmingham, Thomas Jefferson University
Data di pubblicazione: 2022-06-15
Sito web: Nature
Editore: Springer Nature Limited

[s48] - https://bulletin.auburn.edu/coursesofinstruction/ansc/
Titolo: Auburn Bulletin 2024-2025
di: Auburn University
Data di pubblicazione: 2024-2025
Sito web: Auburn University

[s49] - https://catalog.tamu.edu/graduate/course-descriptions/ansc/ansc.pdf
Titolo: ANSC - Animal Science
di: Texas A&M University
Sito web: Texas A&M University

[s50] - https://apps.ualberta.ca/catalogue/course/an_sc
Titolo: Animal Science Course Catalogue
di: University of Alberta
Sito web: ualberta.ca

[s51] - https://link.springer.com/article/10.1007/s12649-018-0351-5
Autore: Izabela Michalak, Katarzyna Godlewska, Krzysztof Marycz
Titolo: Biomass Enriched with Minerals via Biosorption Process as a Potential Ingredient of Horse Feed
Data di pubblicazione: 26 May 2018
Sito web: SpringerLink
Editore: Springer

[s52] - https://www.equine74.com/blog/calcium-overdose-in-horses
Titolo: Calcium Overdose in Horses
di: Equine74
Sito web: Equine74

[s53] - https://madbarn.ca/feeds/mega-cell-mvp-pelleted-multi-vitamin-and-mineral-med-vet/
Titolo: Mega-Cell MVP – Pelleted Multi Vitamin and Mineral (Med-Vet)
di: Mad Barn
Sito web: Mad Barn

[s54] - https://madbarn.ca/feeds/phosphate-rock-soft/
Titolo: Phosphate – Rock Soft
di: Mad Barn
Sito web: Mad Barn

[s55] - https://www.agrobs.de/en/gipfelstuermer-mineral-p5106/
Titolo: Gipfelstürmer Mineral
di: AGROBS GmbH
Sito web: agrobs.de

[s56] - https://ceh.vetmed.ucdavis.edu/sites/g/files/dgvnsk4536/files/inline-files/Horse_Report_Fall_2018_web.pdf
Autore: Carrie J. Finno, DVM, Ph.D.
Titolo: Horse Report
di: University of California, Davis
Data di pubblicazione: Fall 2018
Sito web: Center for Equine Health
Editore: University of California, Davis, School of Veterinary Medicine

[s57] - https://botupharma.com/download/mioprox02.pdf
Autore: C.J. Finno and S.J. Valberg
Titolo: A Comparative Review of Vitamin E and Associated Equine Disorders
Data di pubblicazione: 2012
Sito web: botupharma.com
Editore: American College of Veterinary Internal Medicine

[s58] - https://feedxl.com/vitamin-k-for-horses/
Autore: FeedXL Equine Nutrition Team
di: FeedXL
Titolo: Vitamin K for Horses
Data di pubblicazione: August 25, 2022
Sito web: FeedXL

[s59] - https://www.grandmeadows.com/the-science/vitamins-minerals/
Titolo: Vitamins & Minerals for Horses
di: Grand Meadows, Inc.
Sito web: Grand Meadows

[s60] - https://pubmed.ncbi.nlm.nih.gov/34331715/
Autore: Erin N Hales, Hadi Habib, Gianna Favro, Scott Katzman, R Russell Sakai, Sabin Marquardt, Matthew H Bordbari, Brittni Ming-Whitfield, Janel Peterson, Anna R Dahlgren, Victor Rivas, Carolina Alanis Ramirez, Sichong Peng, Callum G Donnelly, Bobbi-Sue Dizmang, Angelica Kallenberg, Robert Grahn, Andrew D Miller, Kevin Woolard, Benjamin Moeller, Birgit Puschner, Carrie J Finno
Titolo: Increased α-tocopherol metabolism in horses with equine neuroaxonal dystrophy
di: University of California-Davis
Data di pubblicazione: 2021-09
Sito web: PubMed
Editore: Wiley Periodicals LLC on behalf of American College of Veterinary Internal Medicine

[s61] - https://pubmed.ncbi.nlm.nih.gov/16426221/
Autore: Thomas J Divers, John E Cummings, Alexander de Lahunta, Harold F Hintz, Hussni O Mohammed
Titolo: Evaluation of the risk of motor neuron disease in horses fed a diet low in vitamin E and high in copper and iron
Data di pubblicazione: 2006-01
Sito web: PubMed
Editore: American Journal of Veterinary Research

[s62] - https://www.distanceriding.org/wp-content/uploads/2017/09/Challenges-of-Endurance-Exercise-Hydration-and-Electrolyte-Depletion.pdf
Autore: HAROLD C. SCHOTT II
Titolo: Challenges of Endurance Exercise: Hydration and Electrolyte Depletion
di: Michigan State University
Sito web: Distance Riding

[s63] - https://www.mdpi.com/2306-7381/9/11/626
Titolo: Evaluation of Resting Serum Bile Acid di: MDPI
Concentrations in Dogs with Sepsis
Sito web: MDPI

[s64] - https://training.arioneo.com/en/blog-thermoregulation-in-horses-how-does-he-regulate-his-body-heat/
Titolo: Thermoregulation in horses: how do they regulate di: Arioneo
their body heat?
Data di 2022-11-25 Sito web: Arioneo Training
pubblicazione:

[s65] - https://animalsciences.rutgers.edu/faculty/mckeever/KennethMcKeever_Publications.pdf
Autore: Kenneth H. McKeever, Ph.D., FACSM Titolo: PUBLICATIONS
Sito web: Rutgers University Editore: Elsevier

[s66] - https://hyperdrug.co.uk/horse/supplements-for-horses/respiratory-supplements-for-horses/
Titolo: Respiratory Supplements for Horses di: Hyperdrug
Sito web: hyperdrug.co.uk

[s67] - https://mrmjournal.biomedcentral.com/articles/10.1186/s40248-015-0010-7
Autore: Charlotte Sandersen, Dorothee Bienzle, Simona Titolo: Effect of inhaled hydrosoluble curcumin on
Cerri, Thierry Franck, Sandrine Derochette, inflammatory markers in broncho-alveolar lavage
Philippe Neven, Ange Mouytis-Mickalad, Didier fluid of horses with LPS-induced lung
Serteyn neutrophilia
Data di 15 April 2015 Sito web: Multidisciplinary Respiratory Medicine
pubblicazione:
Editore: BMC

[s68] - https://real.mtak.hu/165540/1/Bartos_GALLEY.pdf
Autore: Ádám Bartos, Nikoletta Such, Fruzsina Vanda Titolo: The effect of a fermented herbal feed supplement
Gál on the digestion of horses
di: Hungarian University of Agriculture and Life Data di 2023
Science pubblicazione:
Sito web: Ecocycles Editore: European Ecocycles Society

[s69] - https://dengie.com/horse-feeds/healthy-range/healthy-tummy/
Titolo: Healthy Tummy di: Dengie
Sito web: Dengie

[s70] - https://www.equinevitality.co.uk/
Titolo: Natural health supplements for horses and ponies di: Equine Vitality
Sito web: Equine Vitality

[s71] - http://bmrat.org/index.php/BMRAT/article/view/685
Autore: Niti Yashvardhini, Samiksha Samiksha, Deepak Titolo: Pharmacological intervention of various Indian
Kumar Jha medicinal plants in combating COVID-19
infection
Data di Jul 31, 2021 Sito web: Biomedical Research and Therapy
pubblicazione:

[s72] - https://bmcvetres.biomedcentral.com/articles/10.1186/s12917-016-0714-8
Autore: Hannah Ayrle, Meike Mevissen, Martin Kaske, Titolo: Medicinal plants – prophylactic and therapeutic
Heiko Nathues, Niels Gruetzner, Matthias Melzig, options for gastrointestinal and respiratory
Michael Walkenhorst diseases in calves and piglets? A systematic
review
di: BMC Veterinary Research Data di 2016-06-06
pubblicazione:
Sito web: BMC Veterinary Research Editore: BioMed Central

[s73] - http://nanobioletters.com/wp-content/uploads/2022/10/LIANBS124.134.pdf
Autore: Shobhit Prakash Srivastava, Saurav Yadav, Titolo: Herbal Immunomodulators: A Powerful
Ratnesh Chaubey, Smriti Ojha, Ayush Chandra Preventive Weapon for COVID-19
Mishra, Shalini Yadav, Sudhanshu Mishra
di: Dr. M. C. Saxena College of Pharmacy, Lucknow, Data di 25.09.2022
Uttar Pradesh, India; Department of pubblicazione:
Pharmaceutical Science & Technology Madan
Mohan Malaviya University of Technology,
Gorakhpur, Uttar Pradesh, India
Sito web: nanobioletters.com

[s74] - https://www.happyathillhorsery.com/horse_wound_care_ISP_Relief.html
Titolo: Horse Wound Care and First Aid di: Happyat Hill Horsery
Sito web: happyathillhorsery.com

[s75] - https://www.cfsph.iastate.edu/thelivestockproject/using-herbs-and-essential-oils-with-dr-karlene-stange-dvm/
Autore: Dr. Karlene Stange, DVM Titolo: Using herbs and essential oils with Dr. Karlene
Stange DVM
di: The Livestock Project Data di February 17, 2023
pubblicazione:
Sito web: Iowa State University

[s76] - https://www.sciencedaily.com/releases/2024/05/240502113715.htm
Autore: Isabelle B. Laumer, Caroline Schuppli Titolo: Wild orangutan treats wound with pain-relieving
plant
di: Max-Planck-Gesellschaft Data di 2024-05-02
pubblicazione:
Sito web: ScienceDaily Editore: Max-Planck-Gesellschaft

[s77] - https://www.ukvetequine.com/content/clinical/physiotherapy-for-neck-pain-in-the-horse/
Titolo: Physiotherapy for Neck Pain in the Horse di: UK Vet Equine
Sito web: UK Vet Equine

[s78] - https://www.vetmed.auburn.edu/wp-content/uploads/2018/09/Overview-Of-Rehabilitation-Principles-.pdf
Autore: Steve Adair MS, DVM, DACVS, DACVSMR Titolo: Equine Rehabilitation
di: University of Tennessee Veterinary Medical Sito web: Auburn University College of Veterinary
Center Medicine

[s79] - https://equinemanualtherapist.com/
di: Equine Manual Therapist Sito web: Equine Manual Therapist

[s80] - https://www.drbarbaraparks.com/career-certification-programs
Titolo: Career Certification Programs di: Dr. Barbara Parks
Sito web: drbarbaraparks.com

[s81] - https://physioequinesolutions.com/2019/05/20/equine-rehabilitation/
Autore: Dr. Emily Shields, PT, CCS, CERP Titolo: Equine Rehabilitation
di: Physio Equine Solutions Data di May 20, 2019
pubblicazione:
Sito web: Physio Equine Solutions

[s82] - https://www.resilientequine.com/blog/neurosomatic-therapy
Autore: Jessica Parker
di: Resilient Equine
Titolo: NeuroSomatic Therapy
Data di pubblicazione: Jul 10
Sito web: resilientequine.com

[s83] - https://vetmed.tennessee.edu/vmc/equinehospital/equineperformancerehab/
Titolo: Equine Performance & Rehabilitation
di: University of Tennessee
Sito web: University of Tennessee Veterinary Medical Center

[s84] - http://www.hendersonequineclinic.com/veterinary-kinesiotaping
Autore: Dr. Bonny Henderson, Dr. Lauren Powell, Dr. Emily Tuttle
Titolo: Veterinary Kinesiotaping
di: Henderson Equine Clinic
Sito web: Henderson Equine Clinic

[s85] - https://www.jessicalimpkin.co.uk/jessica-limpkin-equine-massage-blog/kinesiology-taping-for-equine-therapists-with-jo-rose
Autore: Jessica Limpkin
Titolo: Kinesiology Taping for Equine Therapists with Jo Rose
di: Rose Therapy
Data di pubblicazione: November 19, 2021
Sito web: Jessica Limpkin Equine Massage Therapy

[s86] - https://www.ncsuvetce.com/product/equine-kinesiology-taping-course-ii-hands-on-lab-december-7th-2024-lake-worth-fl/
Titolo: Equine Kinesiology Taping Course II – (HANDS-ON LAB)
di: North Carolina State University
Data di pubblicazione: December 7, 2024
Sito web: NCSU VetCE

[s87] - https://www.thysol.com.au/kinesiology-taping-courses/equine/
Titolo: Equine Kinesiology Taping Course
di: THYSOL
Sito web: thysol.com.au

[s88] - https://www.animantia.it/welfare-rehabilitation/equine-therapies/
Titolo: Equine Therapies
di: Animantia
Data di pubblicazione: 2021-12-29
Sito web: animantia.it

[s89] - https://www.vetmed.auburn.edu/wp-content/uploads/2018/09/Overview-Of-Rehabilitation-Principles-.pdf
Autore: Steve Adair MS, DVM, DACVS, DACVSMR
di: University of Tennessee Veterinary Medical Center
Titolo: Equine Rehabilitation
Sito web: Auburn University College of Veterinary Medicine

[s90] - https://www.theplaidhorse.com/2024/01/30/baby-steps-early-therapy-on-young-horses-will-pay-dividends-later/
Autore: Laura Stephenson
di: The Plaid Horse
Titolo: Baby Steps: Early Therapy On Young Horses Will Pay Dividends Later
Data di pubblicazione: 2024-01-30
Sito web: The Plaid Horse

[s91] - https://www.horsebarnsupplies.com/equine-rehabilitation
Titolo: 7 Physical Therapy Techniques Used to Reduce Chronic Pain in Horses
di: J&E Grill Manufacturing
Sito web: Horse Barn Supplies

[s92] - https://www.weitzequine.com/equine-acupuncture
Autore: Dr. Melissa
di: Weitz Equine Veterinary Services
Titolo: Equine Acupuncture
Sito web: Weitz Equine

[s93] - https://www.midatlanticequine.com/integrative-medicine.html
Autore: Dr. Sullivan
di: Mid-Atlantic Equine Medical Center
Titolo: Integrative Medicine
Sito web: Mid-Atlantic Equine Medical Center

[s94] - https://vetmed.tennessee.edu/vmc/equinehospital/equineacupuncture/
Titolo: Acupuncture and Chiropractic
di: University of Tennessee Institute of Agriculture
Sito web: University of Tennessee College of Veterinary Medicine

[s95] - https://www.research.va.gov/currents/0317-2.cfm
Autore: Mitch Mirkin
di: U.S. Department of Veterans Affairs
Titolo: Study: Electroacupuncture eases pain through stem-cell release
Data di pubblicazione: March 16, 2017
Sito web: VA Research Currents

[s96] - https://pubmed.ncbi.nlm.nih.gov/18550160/
Autore: W A Schofield
di: Hagyard Equine Medical Institute
Titolo: Use of acupuncture in equine reproduction
Data di pubblicazione: 2008-06-11
Sito web: PubMed
Editore: Theriogenology

[s97] - https://pubmed.ncbi.nlm.nih.gov/15460072/
Autore: D V Wilson, C E Berney, D L Peroni, D R Mullineaux, N E Robinson
di: Michigan State University
Titolo: The effects of a single acupuncture treatment in horses with severe recurrent airway obstruction
Data di pubblicazione: 2004-09
Sito web: PubMed
Editore: Equine Veterinary Journal

[s98] - https://bevas.eu/
Autore: Dr. Emiel Van den Bosch
di: BEVAS (Belgian Veterinary Acupuncture Society)
Titolo: Veterinary Acupuncture Training and Certification
Sito web: bevas.eu

[s99] - https://veterinarypage.vetmed.ufl.edu/2018/10/15/new-uf-equine-acupuncture-center-opens-in-marion-county/
Autore: Dr. Huisheng Xie
di: University of Florida
Titolo: New UF Equine Acupuncture Center opens in Marion County
Data di pubblicazione: September 4, 2018
Sito web: veterinarypage.vetmed.ufl.edu
Editore: University of Florida College of Veterinary Medicine

[s100] - https://www.equineosteopathy.org/
Titolo: Uniting the Profession of Equine Osteopathy
di: Worldwide Alliance of Equine Osteopaths (WAEO)
Sito web: Equine Osteopathy

[s101] - https://actavet.vfu.cz/media/pdf/actavet_2022091040347.pdf
Autore: Giedrė Vokietytė -Vilėniškė, Simona Nagreckienė, Iveta Duliebaitė, Vytuolis Žilaitis
di: Lithuanian University of Health Sciences
Titolo: Effectiveness of cranial osteopathy therapy on nociception in equine back as evaluated by pressure algometry
Data di pubblicazione: 2022-10-10
Sito web: actavet.vfu.cz
Editore: ACTA VET. BRNO

[s102] - https://carolynmcgregorosteopath.com/carolyn-mcgregor-osteopathy-homoeopathy-healing/equine-and-animal-osteopathy-and-healing/

Autore:	Carolyn McGregor	**Titolo:**	Equine and Animal Osteopathy with Healing
Sito web:	carolynmcgregorosteopath.com		

[s103] - https://international-animalhealth.com/wp-content/uploads/2017/12/Homeopathy-in-animals.pdf

Autore:	Peter Lees, Danny Chambers, Ludovic Pelligand, Pierre-Louis Toutain, Martin Whitehead	**Titolo:**	Homeopathy in Animals: Yesterday and Today … But Tomorrow?
di:	International Animal Health Journal	**Sito web:**	International Animal Health

[s104] - https://pubmed.ncbi.nlm.nih.gov/11212087/

Autore:	M Elliott	**Titolo:**	Cushing's disease: a new approach to therapy in equine and canine patients
di:	Kingley Veterinary Centre	**Data di pubblicazione:**	2001-01
Sito web:	PubMed	**Editore:**	Br Homeopath J

[s105] - https://vetdergikafkas.org/uploads/pdf/pdf_KVFD_L_1974.pdf

Autore:	Çağla PARKAN YARAMIŞ, Marie-Noelle ISSAUTIER, Sinem ULGEN SAKA, Berjan DEMIRTAŞ, Dilek OLGUN ERDIKMEN, Mehmet Erman OR	**Titolo:**	Homeopathic Treatments in 17 Horses with Stereotypic Behaviours
di:	İstanbul University	**Data di pubblicazione:**	27.04.2016
Sito web:	Kafkas University Veterinary Faculty Journal		

[s106] - https://cam4animals.co.uk/veterinary-homeopathic-research/

Autore:	Dr. Petra Weiermayer	**Titolo:**	Veterinary homeopathic research
di:	CAM4Animals	**Data di pubblicazione:**	2019-04-18
Sito web:	CAM4Animals		

[s107] - https://iavh.org/en/for-veterinarians/research/

Autore:	Dr. Petra Weiermayer	**Titolo:**	Research in Veterinary Homeopathy
di:	IAVH (International Association for Veterinary Homeopathy)	**Sito web:**	IAVH

[s108] - https://www.nycavma.org/modalities.html

Titolo:	Modalities	**di:**	New York Complementary & Alternative Veterinary Medical Association
Sito web:	NYCAVMA		

[s109] - https://lakewoodanimalhospital.ca/wp-content/uploads/sites/106/2014/12/Bach-Flower-Remedies.pdf

Titolo:	Bach Flower Remedies: Applications in Animals	**di:**	Lakewood Animal Hospital
Sito web:	lakewoodanimalhospital.ca		

[s110] - http://www.hampshireholisticvet.co.uk/

Autore:	Dr. Dean Hawkins	**Titolo:**	Holistic Veterinary Medicine
di:	Hampshire Veterinary Hospital	**Sito web:**	Hampshire Holistic Vet

[s111] - https://equinenaturalhealth.co.uk/rescue-remedy-for-horses/

Titolo:	Rescue Remedy For Horses	**di:**	Equine Natural Health
Data di pubblicazione:	September 21, 2018	**Sito web:**	The Guide to Equine Natural Health

[s112] - https://www.bachfloweradvice.co.uk/bach-flowers-and-animals/bach-flower-for-horses

Autore:	Tom Vermeersch	**Titolo:**	Bach Flower for Horses
di:	Bach Flower Advice	**Sito web:**	Bach Flower Advice

[s113] - https://www.creaturecomforters.org/flower-power.html

Autore:	Jane Stevenson	**Titolo:**	Flower Power! The natural way to ease stress
di:	Creature Comforters	**Data di pubblicazione:**	June 2006
Sito web:	Creature Comforters		

[s114] - https://www.blackdiamondvet.com/blog/evacuating-wildfires-with-horses

Autore:	Caelli Edmonds	**Titolo:**	Evacuating Wildfires with Horses
di:	Black Diamond Veterinary	**Data di pubblicazione:**	July 9, 2024
Sito web:	blackdiamondvet.com		

[s115] - https://www.aspcapro.org/resource/how-make-pet-first-aid-kit

Titolo:	How to Make a Pet First Aid Kit	**di:**	American Society for the Prevention of Cruelty to Animals (ASPCA)
Sito web:	ASPCApro		

[s116] - https://ddvh.com.au/management-of-equine-wounds-part-2-more-serious-wound-repair/

Autore:	Darling Downs Vets	**Titolo:**	Management of equine wounds Part 2 – more serious wound repair
Data di pubblicazione:	2017-11-23	**Sito web:**	Darling Downs Vets

[s117] - https://equineinstitute.org/new-blog/horse-first-aid-essentials

Autore:	April Johnston	**Titolo:**	Horse First Aid Essentials: Be Prepared for Equine Emergencies on and off the Trail
di:	The Equine Institute	**Data di pubblicazione:**	December 08, 2023
Sito web:	equineinstitute.org		

[s118] - https://equestrian.ca/wp-content/uploads/cdn/storage/resources_v2/Equine%20Care%20Program%20-%20Facility%20Manual%20EN%202022-08-11.pdf

Autore:	Equestrian Canada	**Titolo:**	Equine Care Program - Facility Manual
Data di pubblicazione:	2022-08-11	**Sito web:**	equestrian.ca

[s119] - https://vetmedbiosci.colostate.edu/vth/services/equine-field-service/equine-recommended-deworming-schedule/

Titolo:	Equine Recommended Deworming Schedule	**di:**	Colorado State University
Sito web:	Colorado State University Veterinary Teaching Hospital		

[s120] - https://ceh.vetmed.ucdavis.edu/sites/g/files/dgvnsk4536/files/local_resources/pdfs/pubs-July2013HR-sec.pdf

Autore:	Dr. Claudia Sonder	**Titolo:**	Transporting Horses by Road and Air: Recommendations for Reducing the Stress
di:	Center for Equine Health	**Data di pubblicazione:**	July 2013
Sito web:	University of California, Davis		

[s121] - https://www.fda.gov/animal-veterinary/animal-drug-compounding/qa-gfi-256-compounding-animal-drugs-bulk-drug-substances

Autore:	U.S. Food and Drug Administration	**Titolo:**	Q&A: GFI #256 - Compounding Animal Drugs from Bulk Drug Substances
Data di pubblicazione:	August 27, 2024	**Sito web:**	FDA

[s122] - https://aurorapharmaceutical.com/wp-content/uploads/2021/08/Essentials-V4-Iss-2-September-2021.pdf
Autore: Valerie Coerver, DVM — **Titolo:** Essentials Volume 4 Issue 2
di: Aurora Pharmaceutical, Inc. — **Data di pubblicazione:** September 2021
Sito web: Aurora Pharmaceutical

[s123] - https://www.cfsph.iastate.edu/Disinfection/Assets/Disinfection101.pdf
Titolo: Disinfection 101 — **di:** CFSPH
Data di pubblicazione: 2023 — **Sito web:** CFSPH

[s124] - https://pubmed.ncbi.nlm.nih.gov/7579639/
Autore: R M Dwyer — **Titolo:** Disinfecting equine facilities
Data di pubblicazione: 1995-06 — **Sito web:** PubMed
Editore: Rev Sci Tech

[s125] - https://equine.ca.uky.edu/news-story/lots-elbow-grease-disinfection-project-0
Titolo: Lots of Elbow Grease for Disinfection Project — **di:** University of Kentucky
Data di pubblicazione: October, 2013 — **Sito web:** Ag Equine Programs

[s126] - https://www.cdfa.ca.gov/ahfss/animal_health/pdfs/I.pdf
Titolo: Biosecurity- Keeping your Horse Healthy at Equine Events — **di:** California Department of Food and Agriculture
Sito web: California Department of Food and Agriculture

[s127] - https://www.equineguelph.ca/pdf/facts/bio_security_info_FINAL.pdf
Autore: Alicia Skelding — **Titolo:** Biosecurity for Horse Owners
di: Equine Guelph — **Sito web:** Equine Guelph
Editore: University of Guelph

[s128] - https://www.vet.upenn.edu/about/news-room/bellwether/new-bolton-post/new-bolton-post-summer-2014/penn-vet-experts-advise-community-on-equine-herpes-virus
Autore: Louisa Shepard — **Titolo:** Penn Vet Experts Advise Community on Equine Herpesvirus
di: University of Pennsylvania School of Veterinary Medicine — **Data di pubblicazione:** Jul 21, 2014
Sito web: University of Pennsylvania School of Veterinary Medicine

[s129] - https://www.ed.ac.uk/sites/default/files/imports/fileManager/dvepfactsheet-woundcare.pdf
Titolo: Dick Vet Equine Practice Fact Sheet: Wound Care — **di:** Dick Vet Equine Practice
Sito web: www.dickvetequine.com

[s130] - https://www.vetvoice.com.au/ec/horses/wound-care/
Titolo: Equine Wound Care — **di:** Australian Veterinary Association
Sito web: Vet Voice

[s131] - https://blackdownequineclinic.com/wp-content/uploads/2017/12/Wounds_Fact_Sheet.pdf
Titolo: Wound Care Fact Sheet — **di:** Blackdown Equine Clinic
Sito web: Blackdown Equine Clinic

[s132] - https://ddvh.com.au/management-of-equine-wounds-part-1-what-horse-owners-need-to-know/
Autore: Darling Downs Vets — **Titolo:** Management of equine wounds Part 1 – what horse owners need to know
Data di pubblicazione: 2017-10-26 — **Sito web:** Darling Downs Vets
Editore: Horse Deals Magazine

[s133] - https://vetmed.tamu.edu/news/pet-talk/topical-wound-care-for-horses/
Autore: Dr. Glennon Mays — **Titolo:** Topical Wound Care for Horses
di: Texas A&M University — **Data di pubblicazione:** June 2, 2011
Sito web: Texas A&M College of Veterinary Medicine & Biomedical Sciences

[s134] - https://alpineequine.net/blog/244653-novembers-focus-is-wound-healing-wound-management-in-the-horse-part-1
Titolo: November's focus is wound healing-Wound Management in the horse-part 1 — **di:** Alpine Equine Hospital
Data di pubblicazione: Nov. 27, 2020 — **Sito web:** Alpine Equine

[s135] - https://www.liverpool.ac.uk/equine/common-conditions/colic/what-is-colic/
Titolo: What is colic? — **di:** University of Liverpool
Sito web: University of Liverpool

[s136] - https://www.ed.ac.uk/files/imports/fileManager/dvepfactsheet-colic.pdf
Titolo: Colic Fact Sheet — **di:** The Dick Vet Equine Practice
Sito web: www.dickvetequine.com

[s137] - https://vmc.usask.ca/care/equine-health/resources/colic.php
Titolo: Equine Colic — **di:** Western College of Veterinary Medicine
Sito web: University of Saskatchewan

[s138] - https://www.ivsajournals.com/article_157954_29f9421580f17dfd41c583917646fa4a.pdf
Autore: Seyed Mehdi Ghamsari, Fereidoon Saberi Afshar, Alireza Bashiri, Peyman Azizi, Omid Azari — **Titolo:** Acute Equine Colic due to the Diaphragmatic Hernia: Two Cases
di: Iranian Veterinary Surgery Association — **Data di pubblicazione:** 24 September 2022
Sito web: Iranian Journal of Veterinary Surgery

[s139] - https://pubmed.ncbi.nlm.nih.gov/23428423/
Autore: V E N Copas, A E Durham, C H Stratford, B C McGorum, B Waggett, R S Pirie — **Titolo:** In equine grass sickness, serum amyloid A and fibrinogen are elevated, and can aid differential diagnosis from non-inflammatory causes of colic
di: Liphook Equine Hospital — **Data di pubblicazione:** 2013-04-13
Sito web: PubMed — **Editore:** Veterinary Record

[s140] - https://www.nj.gov/agriculture/animalemergency/prepare/disasteraction.shtml
Titolo: Disaster Action Guidelines for Horse and Livestock Owners — **di:** New Jersey Department of Agriculture
Sito web: NJ.gov

[s141] - https://equineinstitute.org/new-blog/horse-injury-emergency-response
Autore: April Johnston — **Titolo:** Essential Horse Injury Emergency Response: Recognizing Signs, When to Call Vet, and Taking Action
di: The Equine Institute — **Data di pubblicazione:** December 01, 2023
Sito web: Equine Institute

[s142] - https://www.ksvhc.org/services/equine/timely-topics/trailtalk-june2023.html

Autore:	Dr. Bethany Roof	Titolo:	Equine Emergency Preparedness: Developing an Effective Equine Emergency Plan
di:	Kansas State University	Data di pubblicazione:	June 2023
Sito web:	Kansas State University Veterinary Health Center		

[s143] - https://equineinstitute.org/new-blog/heat-stroke-in-horses

Autore:	April Johnston	Titolo:	Quick Response to Heat Stroke in Horses: Effective First Aid Measures
di:	The Equine Institute	Data di pubblicazione:	December 01, 2023
Sito web:	Equine Institute		

[s144] - https://oldwaterlooequine.com/news-info/first-aid-kits/

Titolo:	First Aid Kits	di:	Old Waterloo Equine Clinic
Sito web:	oldwaterlooequine.com		

[s145] - https://extension.colostate.edu/topic-areas/agriculture/wildfire-preparedness-for-horse-owners-1-817/

Autore:	N. Striegel	Titolo:	Wildfire Preparedness for Horse Owners – 1.817
di:	Colorado State University Extension	Data di pubblicazione:	3/14
Sito web:	Colorado State University Extension		

[s146] - http://www.valleyequineveterinary.com/equine-services

di:	Valley Equine Veterinary Service Inc	Sito web:	valleyequineveterinary.com

[s147] - https://www.eliteequinemobiledentistry.com/services

Titolo:	Services	di:	Elite Equine Mobile Dentistry, PLLC
Sito web:	Elite Equine Mobile Dentistry		

[s148] - https://alpinehospital.com/healthy-teeth-happy-horse-2/

Autore:	Louise Marron, DVM	Titolo:	Healthy Teeth Happy Horse
di:	Alpine Animal Hospital	Data di pubblicazione:	Feb 2, 2017
Sito web:	Alpine Animal Hospital		

[s149] - https://alpineequine.net/dentistry-and-dental-surgery

Autore:	Dr. Maker	Titolo:	Dentistry and Dental Surgery
di:	Alpine Equine Hospital	Sito web:	Alpine Equine

[s150] - https://www.evergreenequinevet.com/services/dentistry

Titolo:	Dentistry	di:	Evergreen Equine Veterinary Practice
Data di pubblicazione:	2024	Sito web:	Evergreen Equine Veterinary Practice

[s151] - https://www.ksvhc.org/services/equine/timely-topics/trailtalk-April19-vaccinations.html

Titolo:	Vaccination Reminders	di:	Kansas State University
Data di pubblicazione:	April 2019	Sito web:	Kansas State University Veterinary Health Center

[s152] - https://leginfo.legislature.ca.gov/faces/codes_displaySection.xhtml?lawCode=BPC§ionNum=4827.

Titolo:	Business and Professions Code - BPC Section 4827	di:	California Legislature
Data di pubblicazione:	2021-01-01	Sito web:	leginfo.legislature.ca.gov

[s153] - https://www.depts.ttu.edu/vetschool/research/research-areas/disease-ecology-management-prevention-focus/index.php

Titolo:	Faculty Disease Ecology, Management, and Prevention Research Focuses	di:	Texas Tech University
Sito web:	Texas Tech University School of Veterinary Medicine		

[s154] - https://vetmed.tamu.edu/dvm/resources/curriculum/

Titolo:	DVM Professional Program Curriculum	di:	Texas A&M University
Sito web:	Texas A&M College of Veterinary Medicine & Biomedical Sciences		

[s155] - https://www.aspcapro.org/topics-shelter-medicine/intake-preventive-care

Titolo:	Intake & Preventive Care	di:	American Society for the Prevention of Cruelty to Animals
Sito web:	aspcapro.org		

[s156] - https://vetmed.tennessee.edu/wp-content/uploads/sites/4/UTCVM_HorseParasiteControl.pdf

Autore:	Dr. Amy Lee Macintire & Dr. José R. Castro	Titolo:	Horse Parasite Control: Strategic Deworming
di:	University of Tennessee College of Veterinary Medicine	Data di pubblicazione:	2018-12-21
Sito web:	vetmed.tennessee.edu	Editore:	University of Tennessee College of Veterinary Medicine

[s157] - https://vet.tufts.edu/tufts-veterinary-field-service/specialties-services/equine/routine-wellness-care

Titolo:	Routine & Wellness Care	di:	Tufts Veterinary Field Service
Sito web:	Tufts University		

[s158] - https://vetmedbiosci.colostate.edu/vth/wp-content/uploads/sites/7/2021/01/recommended-equine-deworming-schedule.pdf

Titolo:	Recommended Equine Deworming Schedule	di:	Colorado State University
Sito web:	Colorado State University Veterinary Medicine and Biomedical Sciences		

[s159] - https://vetmed.tamu.edu/news/pet-talk/texas-am-parasitologist-offers-suggestions-for-horse-deworming-treatments-in-texas/

Autore:	Dr. Thomas Craig	Titolo:	Texas A&M Parasitologist Offers Suggestions for Horse Deworming Treatments in Texas
di:	Texas A&M University	Data di pubblicazione:	July 20, 2012
Sito web:	Texas A&M Veterinary Medicine & Biomedical Sciences		

[s160] - https://edis.ifas.ufl.edu/publication/VM251

Autore:	Jennifer Bearden, Brittany Justesen, and Sally DeNotta	Titolo:	Developing a Deworming Program for Florida Horses
di:	University of Florida	Data di pubblicazione:	2023-02-16
Sito web:	UF/IFAS Extension	Editore:	UF/IFAS Veterinary Medicine—Large Animal Clinical Sciences Department

[s161] - https://www.nwequinevet.com/services/vaccines-and-deworming

Titolo:	Vaccinations and Deworming	di:	Northwest Equine Veterinary Associates
Sito web:	Northwest Equine Veterinary Associates		

[s162] - https://aaep.org/wp-content/uploads/2024/05/Internal-Parasite-Guidelines_Updated.pdf

Autore:	AAEP	Titolo:	AAEP Internal Parasite Control Guidelines
Data di pubblicazione:	2024	Sito web:	aaep.org

[s163] - https://equineinstitute.org/new-blog/treating-hoof-ailments
Autore: April Johnston — **Titolo:** Expert Tips for Treating Hoof Ailments & Boosting Horse Health
di: The Equine Institute — **Data di pubblicazione:** December 01, 2023
Sito web: Equine Institute

[s164] - https://cavallofarms.com/equine-elegance-a-guide-to-happy-healthy-horse-care/
Titolo: Equine Elegance: A Guide to Happy & Healthy Horse Care — **di:** Cavallo Farms
Data di pubblicazione: February 4, 2024 — **Sito web:** Cavallo Farms

[s165] - https://lifedatalabs.com/blog/tag/balanced-hooves/
Titolo: The Importance of Maintaining a Regular Farrier Schedule — **di:** Life Data Labs, Inc.
Data di pubblicazione: March 30, 2018 — **Sito web:** Life Data® Blog

[s166] - https://reiterwelt.eu/blogs/our-latest-posts/why-do-horses-need-horseshoes
Titolo: Why do horses need horseshoes? — **di:** ReiterWelt
Data di pubblicazione: May 10, 2024 — **Sito web:** ReiterWelt

[s167] - http://laneendfarm.com/farriery/
Titolo: Professional Farrier Services at Lane End Farm in Somerset — **di:** Lane End Farm
Sito web: Lane End Farm

[s168] - https://www.extension.purdue.edu/extmedia/id/id-321-w.pdf
Autore: Kate Hepworth, Dr. Michael Neary, Dr. Simon Kenyon — **Titolo:** Hoof Anatomy, Care and Management in Livestock
di: Purdue University Cooperative Extension Service — **Data di pubblicazione:** 10/04
Sito web: Purdue University Extension — **Editore:** Purdue University Cooperative Extension Service

[s169] - https://www.lamenessprevention.org/site_page.cfm?pk_association_webpage_menu=6600
Titolo: E.L.P.O. Education Courses — **di:** Equine Lameness Prevention Organization
Sito web: Equine Lameness Prevention Organization

[s170] - https://www.nerdfitness.com/blog/how-to-build-your-own-workout-routine/
Autore: Steve Kamb — **Titolo:** How To Build Your Own Workout Routine: Plans, Schedules, and Exercises
di: Nerd Fitness — **Data di pubblicazione:** June 12, 2024
Sito web: Nerd Fitness

[s171] - https://research.med.psu.edu/oncology-nutrition-exercise/patient-guides/strength-training/
Titolo: Introduction to Strength Training — **di:** Penn State College of Medicine
Sito web: Penn State College of Medicine

[s172] - https://www.betterhealth.vic.gov.au/health/healthyliving/resistance-training-health-benefits
Titolo: Resistance training – health benefits — **di:** Better Health Channel
Data di pubblicazione: 2007-07-31 — **Sito web:** Better Health Channel

[s173] - https://pubmed.ncbi.nlm.nih.gov/20847704/
Autore: Brad J Schoenfeld — **Titolo:** The mechanisms of muscle hypertrophy and their application to resistance training
di: Global Fitness Services — **Data di pubblicazione:** 2010-10
Sito web: PubMed — **Editore:** J Strength Cond Res

[s174] - https://pubmed.ncbi.nlm.nih.gov/15064596/
Autore: William J Kraemer, Nicholas A Ratamess — **Titolo:** Fundamentals of resistance training: progression and exercise prescription
Data di pubblicazione: 2004-04 — **Sito web:** PubMed
Editore: Med Sci Sports Exerc

[s175] - https://horsesport.com/magazine/health/developing-equine-athleticism-strength-fitness-plan/
Autore: Jec Aristotle Ballou — **Titolo:** Developing Equine Athleticism: A Strength & Fitness Plan
di: Horse Sport — **Data di pubblicazione:** June 10, 2024
Sito web: Horse Sport

[s176] - https://www.horsejournals.com/riding-training/english/dressage/best-cavalletti-exercises-walk-trot-and-canter
Autore: Jec Aristotle Ballou — **Titolo:** The Best Cavalletti Exercises for Walk, Trot, and Canter
di: Canadian Horse Journal — **Data di pubblicazione:** October 19, 2024
Sito web: Horse Journals

[s177] - https://www.horse-gym-2000.net/treadmill-study.html
Titolo: Treadmill Study — **di:** Horse Gym 2000 GmbH
Sito web: Horse Gym 2000

[s178] - https://christinakeim.com/2015/12/
Autore: Christina Keim — **Titolo:** Motivating the Lazy Equine Athlete
Data di pubblicazione: 2015-12-30 — **Sito web:** christinakeim.com

[s179] - https://www.distanceriding.org/condition-horse-like-pro/
Autore: Nancy S. Loving, DVM — **Titolo:** Condition Your Horse Like a Pro
di: SEDRA (South Eastern Distance Riders Association) — **Data di pubblicazione:** Apr 17, 2018
Sito web: distanceriding.org

[s180] - https://equestology.com.au/trainingscience/strengthtraining
Autore: Equestology Sport Horse Science — **Titolo:** Strength Training For The Equine Athlete
Data di pubblicazione: February 4, 2018 — **Sito web:** Equestology

[s181] - https://www.ukvetequine.com/content/clinical/muscle-hypertrophy-and-its-relevance-to-horses/
Titolo: Muscle Hypertrophy and Its Relevance to Horses — **di:** UK Vet Equine
Sito web: UK Vet Equine

[s182] - https://www.ukvetequine.com/content/clinical/muscle-hypertrophy-and-its-relevance-to-horses/
Titolo: Muscle Hypertrophy and Its Relevance to Horses — **di:** UK Vet Equine
Sito web: UK Vet Equine

[s183] - https://jps.biomedcentral.com/articles/10.1007/s12576-017-0575-3
Autore: Hirofumi Miyata, Rika Itoh, Fumio Sato, Naoya Takebe, Tetsuro Hada, Teruaki Tozaki
Titolo: Effect of Myostatin SNP on muscle fiber properties in male Thoroughbred horses during training period
Data di pubblicazione: 20 October 2017
Sito web: The Journal of Physiological Sciences
Editore: BMC

[s184] - https://rsdjournal.org/index.php/rsd/article/view/13204
Autore: Paula Gomes Rodrigues, Katia de Oliveira, Stéphanie de Souza Vitório Alves, Camila Fernada Fidêncio, Clístenes Gomes de Oliveira, Lahesgyla Nascimento Fontes, José Miradelson Oliveira Carvalho, Camilla Mendonça Silva, Anselmo Domingos Ferreira Santos
Titolo: Muscle and biomechanical response time in patrol horses submitted to functional training
di: Universidade Federal de Sergipe, Universidade Estadual Paulista
Sito web: Research, Society and Development

[s185] - https://www.agrobs.de/en/know-how-advice/topics/building-muscle-through-diet-and-training-834/
Titolo: Building muscle through diet and training
di: AGROBS GmbH
Sito web: AGROBS

[s186] - https://nouvelleresearch.com/index.php/articles/14930-building-topline-horse-importance-of-nutrition-and-gut-health
Autore: Tom Schell
Titolo: Building the Topline in the Horse: The Importance of Nutrition and Gut Health
di: Nouvelleresearch
Sito web: Nouvelleresearch

[s187] - https://www.vitafloor.com/news/tips-for-treating-soft-tissue-injuries-in-horses/
Titolo: Tips for Treating Soft Tissue Injuries in Horses
di: Vitafloor
Data di pubblicazione: 2023-08-11
Sito web: Vitafloor

[s188] - https://www.mdpi.com/2076-2615/13/4/657
Titolo: Longitudinal Training and Workload Assessment in Young Friesian Stallions in Relation to Fitness, Part 2—An Adapted Training Program
di: MDPI
Sito web: MDPI
Editore: MDPI

[s189] - https://vet.purdue.edu/esmc/files/documents/EHU%20Summer%202023.pdf
Autore: Megan Bolger, DVM Class of 2023; Dr. Camilla Jamieson; Drs. Carla Olave and Emily Hess; Lindsey Takacs, DVM Class of 2023
Titolo: Equine Health Update
di: Purdue University
Data di pubblicazione: 2023
Sito web: Purdue University College of Veterinary Medicine
Editore: Donald J. McCrosky Equine Sports Medicine Center

[s190] - https://www.kohnkesown.com/wp-content/uploads/2020/07/C7-Sacroiliac-Pain-Factsheet-2020.pdf
Autore: Dr John Kohnke BVSc RDA
Titolo: Sacroiliac Pain
di: Kohnke's Own
Data di pubblicazione: 2020
Sito web: Kohnke's Own

[s191] - https://www.nature.com/articles/s41467-022-35390-3
Autore: David E. Lee, Lauren K. McKay, Akshay Bareja, Yongwu Li, Alastair Khodabukus, Nenad Bursac, Gregory A. Taylor, Gurpreet S. Baht, James P. White
Titolo: Meteorin-like is an injectable peptide that can enhance regeneration in aged muscle through immune-driven fibro/adipogenic progenitor signaling
di: Nature Communications
Data di pubblicazione: 2022-12-09
Sito web: Nature
Editore: Nature Publishing Group

[s192] - https://veteriankey.com/biomechanics-of-locomotion-in-the-athletic-horse/
Autore: Eric Barrey
di: Veterinary Key
Titolo: Biomechanics of locomotion in the athletic horse
Sito web: Veterinary Key

[s193] - https://pubmed.ncbi.nlm.nih.gov/6519042/
Autore: D H Leach, K Ormrod, H M Clayton
Titolo: Standardised terminology for the description and analysis of equine locomotion
Data di pubblicazione: 1984-11
Sito web: PubMed
Editore: Equine Veterinary Journal

[s194] - https://edis.ifas.ufl.edu/publication/AN332
Autore: Laura Patterson Rosa, Carissa Wickens, Samantha A. Brooks
Titolo: Genetic Selection for Gaits in the Horse
di: University of Florida
Sito web: UF/IFAS

[s195] - https://research.utwente.nl/files/299379592/Accurate_Horse_Gait.pdf
Autore: Hamed Darbandi, Filipe Serra Bragança, Berend Jan van der Zwaag, Paul Havinga
Titolo: Accurate Horse Gait Event Estimation Using an Inertial Sensor Mounted on Different Body Locations
di: University of Twente, Utrecht University
Data di pubblicazione: 2022
Sito web: University of Twente
Editore: IEEE

[s196] - https://www.nature.com/articles/nature11399
Autore: Lisa S. Andersson, Martin Larhammar, Fatima Memic, Hanna Wootz, Doreen Schwochow, Carl-Johan Rubin, Kalicharan Patra, Thorvaldur Arnason, Lisbeth Wellbring, Göran Hjälm, Freyja Imsland, Jessica L. Petersen, Molly E. McCue, James R. Mickelson, Gus Cothran, Nadav Ahituv, Lars Roepstorff, Sofia Mikko, Anna Vallstedt, Gabriella Lindgren, Leif Andersson, Klas Kullander
Titolo: Mutations in DMRT3 affect locomotion in horses and spinal circuit function in mice
di: Nature
Data di pubblicazione: 29 August 2012
Sito web: nature.com

[s197] - https://www.nature.com/articles/s41467-024-47443-w
Autore: Milad Shafiee, Guillaume Bellegarda, Auke Ijspeert
Titolo: Viability leads to the emergence of gait transitions in learning agile quadrupedal locomotion on challenging terrains
di: Nature Communications
Data di pubblicazione: 09 April 2024
Sito web: nature.com
Editore: Nature Publishing Group

[s198] - https://link.springer.com/article/10.1007/s10803-023-06174-5
Autore: Juan Vives-Vilarroig, Paola Ruiz-Bernardo, Andrés García-Gómez **Titolo:** Effects of Horseback Riding on the Postural Control of Autistic Children: A Multiple Baseline Across-subjects Design
Data di pubblicazione: 21 January 2024 **Sito web:** Springer
Editore: Journal of Autism and Developmental Disorders

[s199] - https://www.davethindmethod.com/blog/introspection-and-proprioception
Autore: Dave Thind **Titolo:** Can Past Falls or Other Long-Ago Experiences Silently be Hindering Your Progress?
di: Dave Thind Method **Data di pubblicazione:** 2023-09-29
Sito web: Dave Thind Method

[s200] - https://yourdressage.org/2019/10/09/the-neurologic-dressage-horse/
Autore: Heather Smith Thomas **Titolo:** The Neurologic Dressage Horse
di: YourDressage.org **Data di pubblicazione:** 2019-10-09
Sito web: YourDressage.org

[s201] - https://www.nature.com/articles/srep08169
Autore: Yasuhiro Fukuoka, Yasushi Habu, Takahiro Fukui **Titolo:** A simple rule for quadrupedal gait generation determined by leg loading feedback: a modeling study
di: Nature Publishing Group **Data di pubblicazione:** 2015-02-02
Sito web: Nature **Editore:** Scientific Reports

[s202] - https://www.horsejournals.com/riding-training/english/dressage/building-stronger-horses
Autore: Jec A. Ballou **Titolo:** Building Stronger Horses
di: Horse Journals **Data di pubblicazione:** October 4, 2020
Sito web: Horse Journals

[s203] - https://www.equitopiacenter.com/educators/dr-karin-liebbrandt/
Autore: Dr. Karin Liebbrandt **Titolo:** Horse Rehabilitation & Training
di: Equitopia Center **Sito web:** Equitopia Center

[s204] - https://www.performancefooting.com/blog/horse-biomechanics/
Titolo: Horse Biomechanics: The Key to Optimal Performance **di:** Performance Footing
Data di pubblicazione: Aug 19, 2020 **Sito web:** Performance Footing

[s205] - https://pubmed.ncbi.nlm.nih.gov/19406498/
Autore: Miroslav Janura, Christian Peham, Tereza Dvorakova, Milan Elfmark **Titolo:** An assessment of the pressure distribution exerted by a rider on the back of a horse during hippotherapy
di: Palacky University Olomouc **Data di pubblicazione:** 2009-04-29
Sito web: PubMed **Editore:** Hum Mov Sci

[s206] - https://jneuroengrehab.biomedcentral.com/articles/10.1186/s12984-021-00929-w
Autore: Priscilla Lightsey, Yonghee Lee, Nancy Krenek, Pilwon Hur **Titolo:** Physical therapy treatments incorporating equine movement: a pilot study exploring interactions between children with cerebral palsy and the horse
Data di pubblicazione: 2021-09-06 **Sito web:** Journal of NeuroEngineering and Rehabilitation
Editore: BMC

[s207] - https://training.arioneo.com/en/the-racehorses-training-monitoring/
Autore: Emmanuelle Van Erck **Titolo:** Racehorse's Training Monitoring
di: Arioneo **Sito web:** Arioneo

[s208] - https://www.alancouzens.com/blog/fitness_and_health.html
Autore: Alan Couzens, MS (Sports Science) **Titolo:** Fitness, Health and Performance: One but not the same. (Lessons from our horsey friends)
Data di pubblicazione: March 14th, 2015 **Sito web:** Alan Couzens

[s209] - https://www.e-jvc.org/journal/view.html?doi=10.17555/jvc.2023.40.6.464
Autore: Seung-Ho Ryu, HeeEun Song, Eliot Forbes, Byung-Sun Kim, Joon-Gyu Kim, Ki-Jeong Na **Titolo:** A Pilot Study on the Heart Rates of Jeju Horses during Race Trials
di: Korean Society of Veterinary Clinics **Data di pubblicazione:** December 31, 2023
Sito web: e-jvc.org

[s210] - https://hrvtraining.com/category/programming/
Autore: Andrew Flatt Ph.D. **Titolo:** Training Load and Nutrition Impact on HRV: 10 Week Data Analysis
di: HRVtraining **Data di pubblicazione:** 2013-12-06
Sito web: hrvtraining.com

[s211] - https://www.equinetendon.com/vitafloor-and-equine-tendon-announce-strategic-partnership-to-revolutionize-equine-rehabilitation/
Autore: Scott Rawson **Titolo:** Vitafloor and Equine Tendon Announce Strategic Partnership to Revolutionize Equine Rehabilitation
di: Vitafloor USA Inc. and Equine Tendon Ltd. **Data di pubblicazione:** August 13, 2024
Sito web: Equine Tendon

[s212] - https://bmcvetres.biomedcentral.com/articles/10.1186/s12917-017-0969-8
Autore: Cornelis Marinus de Bruijn, Willem Houterman, Margreet Ploeg, Bart Ducro, Berit Boshuizen, Klaartje Goethals, Elisabeth-Lidwien Verdegaal, Catherine Delesalle **Titolo:** Monitoring training response in young Friesian dressage horses using two different standardised exercise tests (SETs)
di: BMC Veterinary Research **Data di pubblicazione:** 14 February 2017
Sito web: BMC Veterinary Research **Editore:** BMC

[s213] - https://www.mdpi.com/2076-2615/13/4/689
Titolo: Putative Role of CFSH in the Eyestalk-AG-Testicular Endocrine Axis of the Swimming Crab Portunus trituberculatus **di:** MDPI
Sito web: MDPI **Editore:** MDPI

[s214] - https://core.ac.uk/download/pdf/82145339.pdf

Autore:	Brad H. DeWeese, Guy Hornsby, Meg Stone, Michael H. Stone	**Titolo:**	The training process: Planning for strength–power training in track and field. Part 2: Practical and applied aspects
di:	Elsevier B.V.	**Data di pubblicazione:**	17 July 2015
Sito web:	ScienceDirect	**Editore:**	Shanghai University of Sport

[s215] - https://feelthebyrn.blog/tag/aging-athlete/

Autore:	Gordo Byrn	**Titolo:**	Sunday Summary 20 November 2022
Data di pubblicazione:	November 20, 2022	**Sito web:**	Feel The Byrn

[s216] - https://en.magazine.clipmyhorse.tv/artikel/der-ultimative-leitfaden-zum-distanzreiten-alles-was-du-wissen-musst

Autore:	Sina Schulze	**Titolo:**	Der ultimative Leitfaden zum Distanzreiten: Alles, was du wissen musst
di:	ClipMyHorse.TV	**Sito web:**	ClipMyHorse.TV

[s217] - https://www.sportsperformancebulletin.com/training/endurance-training/peaking-the-art-of-planning-and-tapering

Autore:	Andrew Hamilton	**Titolo:**	Peaking: the art of planning and tapering
Sito web:	Sports Performance Bulletin		

[s218] - https://www.equineultrasound.com/educational-resources/prevention-of-tendon-and-ligament-injuries

Autore:	Dr. Carol Gillis DVM, PhD, DACVSMR	**Titolo:**	Prevention of Tendon and Ligament Injuries
di:	K9 Ultrasound	**Data di pubblicazione:**	Jan 19
Sito web:	equineultrasound.com		

[s219] - https://www.horsejournals.com/how/how-reduce-risk-training-related-injuries

Autore:	Jodie Santarossa, DVM, CVA, CERT	**Titolo:**	How to Reduce the Risk of Training Related Injuries
di:	Horse Journals	**Data di pubblicazione:**	October 11, 2024
Sito web:	Horse Journals		

[s220] - https://horsenetwork.com/2016/12/keeping-your-performance-horse-sound/

Autore:	Dr. David Ramey	**Titolo:**	Keeping Your Performance Horse Sound
di:	Horse Network	**Data di pubblicazione:**	December 10, 2016
Sito web:	Horse Network		

[s221] - https://vorl.vetmed.ucdavis.edu/sites/g/files/dgvnsk4731/files/inline-files/Racing_Injury_Prevention_Program_Report.pdf

Autore:	Susan M. Stover, DVM, PhD, Dipl ACVS	**Titolo:**	Racing Injury Prevention Program Report
di:	University of California Davis	**Data di pubblicazione:**	July 2011 - June 2013
Sito web:	University of California Davis	**Editore:**	California Horse Racing Board

[s222] - https://vet.arioneo.com/en/blog/muscular-contractures-in-sport-horses-management-and-prevention-thanks-to-technology/

Titolo:	Muscular contractures in athletic horses: management and prevention through technology	**di:**	ARIONEO
Data di pubblicazione:	May 31, 2023	**Sito web:**	vet.arioneo.com

Fonti delle immagini

Informazioni su tutte le immagini seguenti

Nessuna delle immagini è stata modificata, è stata adattata solo la risoluzione.
Tutte le immagini mantengono la licenza originale.
Nonostante un'attenta revisione, non è possibile garantire l'accuratezza e
l'attribuzione delle immagini.
Tutte le immagini sono state recuperate e verificate 2024-12-04.

Licenze utilizzate

CC BY-SA 4.0	https://creativecommons.org/licenses/by-sa/4.0
No restrictions	https://www.flickr.com/commons/usage/
CC BY-SA 2.0	https://creativecommons.org/licenses/by-sa/2.0
CC BY 4.0	https://creativecommons.org/licenses/by/4.0
CC0	http://creativecommons.org/publicdomain/zero/1.0/deed.en
CC BY-SA 3.0	http://creativecommons.org/licenses/by-sa/3.0/
FAL	http://artlibre.org/licence/lal/en
GFDL 1.2	http://www.gnu.org/licenses/old-licenses/fdl-1.2.html
CC BY-SA 1.0	https://creativecommons.org/licenses/by-sa/1.0
CC BY-SA 3.0 de	https://creativecommons.org/licenses/by-sa/3.0/de/deed.en

Crediti immagini

[i9] - https://upload.wikimedia.org/wikipedia/commons/7/78/Purine_Nucleoside_Phosphorylase.jpg
Date: 2004-12-17 di: Chris 73
License: Public domain

[i10] - https://upload.wikimedia.org/wikipedia/commons/d/d2/Histological_Structure_of_Large_Intestine.jpg
Date: 2022-03-15 di: S.M.M.Musabbir Uddin
License: CC BY-SA 4.0 (https://creativecommons.org/licenses/by-sa/4.0)

[i11] - https://upload.wikimedia.org/wikipedia/commons/b/bc/E_coli_at_10000x%2C_original.jpg
Date: 2005-03 di: Brian0918
Artista: Photo byfkfkrErbe, digital colorization by License: Public domain
Christopher Pooley, both of USDA, ARS, EMU.

[i12] - https://upload.wikimedia.org/wikipedia/commons/c/c1/Horse_retinal_neuron.jpg
Date: 2021-03-26 di: Katshutko
License: CC BY 4.0 (https://creativecommons.org/licenses/by/4.0)

[i13] - https://upload.wikimedia.org/wikipedia/commons/7/77/Bovine_Pulmonary_Artery_Endothelial_Cells_Fluorescent_Image.jpg
Date: 2019-12-06 di: Erin Rod
License: CC BY 4.0 (https://creativecommons.org/licenses/by/4.0)

[i14] - https://upload.wikimedia.org/wikipedia/commons/8/89/Astrocyte.jpg
Date: 13 November 2005 di: File Upload Bot (Magnus Manske)
Artista: Lka License: Attribution

[i15] - https://upload.wikimedia.org/wikipedia/commons/d/db/Naturalis_Biodiversity_Center_-_Gypsum_-_mineral.jpg
Date: 2014-08-06 di: Hansmuller
Artista: Naturalis Biodiversity Center License: CC0 (http://creativecommons.org/publicdomain/zero/1.0/deed.en)

[i16] - https://upload.wikimedia.org/wikipedia/commons/4/40/Natural_Copper_Ore_Macro_1.JPG
Date: 2007-07-24 di: Digon3
License: CC BY-SA 3.0 (http://creativecommons.org/licenses/by-sa/3.0/)

[i17] - https://upload.wikimedia.org/wikipedia/commons/6/6a/Manganese_Ore.jpg
Date: 2015-03-20 di: Thamizhpparithi Maari
License: CC BY-SA 4.0 (https://creativecommons.org/licenses/by-sa/4.0)

[i18] - https://upload.wikimedia.org/wikipedia/commons/3/3d/Cholecalciferol-3d.png
Date: 5/6/07 di: Trlkly
Artista: Sbrools License: CC BY-SA 3.0 (http://creativecommons.org/licenses/by-sa/3.0/)

[i19] - https://upload.wikimedia.org/wikipedia/commons/f/f9/Zinc_fragment_sublimed_and_1cm3_cube.jpg
Date: 2010-10-02 di: Alchemist-hp
License: FAL (http://artlibre.org/licence/lal/en)

[i20] - https://upload.wikimedia.org/wikipedia/commons/d/d2/Cobalt_Sample.jpg
Date: 2014-11-30 di: Tjdenholm
Artista: Tim Denholm License: CC BY 4.0 (https://creativecommons.org/licenses/by/4.0)

[i21] - https://upload.wikimedia.org/wikipedia/commons/f/f0/Vitamin-E-from-xtal-3D-bs-17.png
Date: 2023-10-22 di: Benjah-bmm27
Artista: Ben Mills License: Public domain

[i22] - https://upload.wikimedia.org/wikipedia/commons/d/d9/Horse_drawn_hearse_horse_City_of_London_Cemetery_2_lighter.jpg
Date: 2020-04-23 di: Acabashi
License: CC BY-SA 4.0 (https://creativecommons.org/licenses/by-sa/4.0)

[i23] - https://upload.wikimedia.org/wikipedia/commons/2/2f/Dried_Star_Anise_Fruit_Seeds.jpg
Date: 2017-11-12 di: Sanjay ach
Artista: Sanjay Acharya License: CC BY-SA 4.0 (https://creativecommons.org/licenses/by-sa/4.0)

[i24] - https://upload.wikimedia.org/wikipedia/commons/f/f3/Eucalyptus_trees_in_Agioi_Apostoli._Crete%2C_Greece.jpg
Date: 2019-09-13 di: Вяласенко
License: CC BY-SA 3.0 (https://creativecommons.org/licenses/by-sa/3.0)

[i25] - https://upload.wikimedia.org/wikipedia/commons/c/c0/Foeniculum_July_2011-1a.jpg
Date: 2011-07-07 di: Alvesgaspar
License: CC BY-SA 3.0 (https://creativecommons.org/licenses/by-sa/3.0)

[i26] - https://upload.wikimedia.org/wikipedia/commons/8/8c/Mentha_arvensis_-_p%C3%B5ldm%C3%BCnt_Keila.jpg
Date: 2013-07-11 di: Iifar
Artista: Ivar Leidus License: CC BY-SA 3.0 (https://creativecommons.org/licenses/by-sa/3.0)

[i27] - https://upload.wikimedia.org/wikipedia/commons/1/10/Salvia_pratensis_006.jpg
Date: 2012-06-16 di: Llez
Artista: H. Zell License: CC BY-SA 3.0 (https://creativecommons.org/licenses/by-sa/3.0)

[i28] - https://upload.wikimedia.org/wikipedia/commons/e/ea/Thyme-Bundle.jpg
Date: 2011-09-28 di: Evan-Amos
License: CC0 (http://creativecommons.org/publicdomain/zero/1.0/deed.en)

[i29] - https://upload.wikimedia.org/wikipedia/commons/5/5b/Curcuma_longa_roots.jpg
Date: 2014-03-22 di: Laitche
Artista: Simon A. Eugster License: CC BY-SA 3.0 (https://creativecommons.org/licenses/by-sa/3.0)

[i30] - https://upload.wikimedia.org/wikipedia/commons/a/a7/Chamomile%40original_size.jpg
Date: 2005-05-28 di: Fir0002
License: GFDL 1.2 (http://www.gnu.org/licenses/old-licenses/fdl-1.2.html)

[i31] - https://upload.wikimedia.org/wikipedia/commons/7/78/Medicago_sativa_-_harilik_lutsern_Keilas.jpg
Date: 2013-07-25 di: Iifar
Artista: Ivar Leidus License: CC BY-SA 3.0 (https://creativecommons.org/licenses/by-sa/3.0)

[i32] - https://upload.wikimedia.org/wikipedia/commons/b/b5/Gesloten_bloem_van_de_paardenbloem_%28Taraxacum_officinale%29_09-05-2021._%28d.j.b%29_02.jpg
Date: 2021-05-09 di: Famberhorst
Artista: Dominicus Johannes Bergsma License: CC BY-SA 4.0 (https://creativecommons.org/licenses/by-sa/4.0)

[i33] - https://upload.wikimedia.org/wikipedia/commons/6/69/Echinacea_purpurea_in_Aboul.jpg
Date: 2017-07-17 di: Tournasol7
Artista: Krzysztof Golik License: CC BY-SA 4.0 (https://creativecommons.org/licenses/by-sa/4.0)

[i34] - https://upload.wikimedia.org/wikipedia/commons/b/be/00_0838_Frucht_der_Pflanze_%E2%80%9EEchtes_S%C3%BCssholz%E2%80%9C_%28Glycyrrhiza_glabra%29.jpg
Date: 2019-09-21   di: W. Bulach
License: CC BY-SA 4.0 (https://creativecommons.org/licenses/by-sa/4.0)

[i35] - https://upload.wikimedia.org/wikipedia/commons/1/14/Origanum_vulgare_-_harilik_pune.jpg
Date: 30 June 2013, 21:36:21   di: Iifar
Artista: Ivar Leidus   License: CC BY-SA 3.0 (https://creativecommons.org/licenses/by-sa/3.0)

[i36] - https://upload.wikimedia.org/wikipedia/commons/7/7e/Dry_Ginger_1.jpg
Date: 2018-09-06   di: Peiyushk
Artista: Piyush Kothari   License: CC BY-SA 4.0 (https://creativecommons.org/licenses/by-sa/4.0)

[i37] - https://upload.wikimedia.org/wikipedia/commons/b/b7/Knoblauch_%28Allium_sativum%29-20200621-RM-085344.jpg
Date: 2020-06-21   di: Ermell
License: CC BY-SA 4.0 (https://creativecommons.org/licenses/by-sa/4.0)

[i38] - https://upload.wikimedia.org/wikipedia/commons/d/dd/Moringa_oleifera_kz01.jpg
Date: 2024-02-21   di: Kenraiz
License: CC BY-SA 4.0 (https://creativecommons.org/licenses/by-sa/4.0)

[i39] - https://upload.wikimedia.org/wikipedia/commons/4/49/Plagiomnium_affine_laminazellen.jpeg
Date: created   di: René Esposito
Artista: Fabelfroh   License: CC BY-SA 3.0 (http://creativecommons.org/licenses/by-sa/3.0/)

[i40] - https://upload.wikimedia.org/wikipedia/commons/6/63/Calendula_officinalis_flowerbud_22122014_%281%29.jpg
Date: 2014-12-22   di: Joydeep
License: CC BY-SA 3.0 (https://creativecommons.org/licenses/by-sa/3.0)

[i41] - https://upload.wikimedia.org/wikipedia/commons/9/97/Hypericum_perforatum20110702_023.jpg
Date: 2011-07-02   di: Bff
License: CC BY-SA 4.0 (https://creativecommons.org/licenses/by-sa/4.0)

[i42] - https://upload.wikimedia.org/wikipedia/commons/3/37/Plantago_lanceolata_-_Kulna.jpg
Date: 20 June 2022, 22:02   di: Iifar
Artista: Ivar Leidus   License: CC BY-SA 4.0 (https://creativecommons.org/licenses/by-sa/4.0)

[i43] - https://upload.wikimedia.org/wikipedia/commons/9/94/Myrrh.JPG
Date: 14 February 2005   di: Gaius Cornelius
License: Public domain

[i44] - https://upload.wikimedia.org/wikipedia/commons/4/4c/Dr.Umasankar_Mohanty_Demonstrating_Manual_Therapy_Techniques.jpg
Date: 2009-01-18   di: Prof.mohanty
License: CC BY-SA 4.0 (https://creativecommons.org/licenses/by-sa/4.0)

[i45] - https://upload.wikimedia.org/wikipedia/commons/2/24/KT_tape_on_the_back_of_adult_male.jpg
Date: 2021-02-27   di: Whoisjohngalt
License: CC BY-SA 4.0 (https://creativecommons.org/licenses/by-sa/4.0)

[i46] - https://upload.wikimedia.org/wikipedia/commons/7/77/Shiatsu_massage_set-up.jpg
Date: 2007-10-08   di: Flickr upload bot
Artista: Lee Haywood   License: CC BY-SA 2.0 (https://creativecommons.org/licenses/by-sa/2.0)

[i47] - https://upload.wikimedia.org/wikipedia/commons/3/30/Ost%C3%A9opathie_%C3%A9quine_ESOAA.JPG
Date: 2008-09-08   di: Animafum
License: CC BY-SA 3.0 (https://creativecommons.org/licenses/by-sa/3.0)

[i48] - https://upload.wikimedia.org/wikipedia/commons/5/58/Mare_repro_palpate_%285877979030%29.jpg
Date: 2008-04-08   di: Montanabw
Artista: eXtensionHorses   License: CC BY-SA 2.0 (https://creativecommons.org/licenses/by-sa/2.0)

[i49] - https://upload.wikimedia.org/wikipedia/commons/c/c3/Homeopathic_Medicine.jpg
Date: 2020-10-05   di: Dr. Moumita Sahana
License: CC BY-SA 4.0 (https://creativecommons.org/licenses/by-sa/4.0)

[i50] - https://upload.wikimedia.org/wikipedia/commons/8/8f/Grooming_Horse_by_Robert_Polhill_Bevan_-_Robert_Polhill_Bevan_-_ABDAG002290.jpg
Date: 1909   di: Watty62
Artista: class="fn value"> Robert Polhill Bevan   License: Public domain

[i51] - https://upload.wikimedia.org/wikipedia/commons/f/f6/Kuskokwim_Reconnaissance_expedition_members_leading_horses_across_ice_field_on_the_west_side_of_Simpson_Pass%2C_Alaska_Range_%28AL%2BCA_3763%29.jpg
Date: August   di: BMacZeroBot
Artista: class="fn value"> Unknown author   License: Public domain

[i52] - https://upload.wikimedia.org/wikipedia/commons/f/fa/Zaniskari_Horse_in_Ladakh.jpg
Date: 2018-06-26   di: Justlettersandnumbers
Artista: Eatcha   License: CC BY-SA 4.0 (https://creativecommons.org/licenses/by-sa/4.0)

[i53] - https://upload.wikimedia.org/wikipedia/commons/5/52/BMW_Polo_Masters_Meg%C3%A8ve_2014_-_bandages.jpg
Date: 2014-01-26   di: Ludo29
Artista: Ludovic Péron   License: CC BY-SA 3.0 (https://creativecommons.org/licenses/by-sa/3.0)

[i54] - https://upload.wikimedia.org/wikipedia/commons/8/80/Self-adhering-bandage.png
Date: 2020-03-23   di: Baedr-9439
License: CC0 (http://creativecommons.org/publicdomain/zero/1.0/deed.en)

[i55] - https://upload.wikimedia.org/wikipedia/commons/f/f7/Rotavirus.jpg
Date: 2006-01-24   di: Ciszewski W~commonswiki
Artista: F.P. Williams, U.S. EPA   License: Public domain

[i56] - https://upload.wikimedia.org/wikipedia/commons/b/b7/Human_fibrinogen_3GHG.png
Date: 2019-11-14   di: 5-HT2AR
License: CC0 (http://creativecommons.org/publicdomain/zero/1.0/deed.en)

[i57] - https://upload.wikimedia.org/wikipedia/commons/2/26/160504-A-PY568-001_%2826328283963%29.jpg
Date: 2016-05-10   di: Vanished Account Byeznhpyxeuztibuo
Artista: U.S. Department of Defense Current Photos   License: Public domain

[i58] - https://upload.wikimedia.org/wikipedia/commons/0/03/Horse-Vaccination.jpeg
Date: 1940 **di:** Eubulides
Artista: United States. Farm Security Administration. **License:** Public domain
Office of War Information Photograph Collection.
Photographer is Wilbur Staats.

[i59] - https://upload.wikimedia.org/wikipedia/commons/9/9b/Chestnut_horse_hoof.JPG
Date: 2014-04-29 **di:** Montanabw
License: CC BY-SA 3.0
(https://creativecommons.org/licenses/by-sa/3.0)

[i60] - https://upload.wikimedia.org/wikipedia/commons/c/c5/A_blacksmith_at_work.jpg
Date: 2009-08-24 **di:** Wizard191
Artista: Moose Jaw Times Herald **License:** CC BY-SA 1.0
(https://creativecommons.org/licenses/by-sa/1.0)

[i61] - https://upload.wikimedia.org/wikipedia/commons/a/af/Hooves_with_special_horseshoes_02.jpg
Date: 2024-08-11 **di:** Kritzolina
License: CC BY-SA 4.0
(https://creativecommons.org/licenses/by-sa/4.0)

[i62] - https://upload.wikimedia.org/wikipedia/commons/a/ac/Man_jumping_over_a_pommel_horse._Man_waiting_in_line_behin
d_him%2C_NINO_F_Scholten_photographic_print_19_1449.tiff
Date: Between **di:** Mr.Nostalgic
Artista: Frank Scholten **License:** Public domain

[i63] - https://upload.wikimedia.org/wikipedia/commons/8/86/Cavaletti_Systembalken_aus_verletzungsfreiem_Kunststoff.jpg
Date: 2016-10-01 **di:** Wdwdbot
Artista: Sylvia Naundorf **License:** CC BY-SA 3.0 de
(https://creativecommons.org/licenses/by-sa/3.0/de/deed.en)

[i64] - https://upload.wikimedia.org/wikipedia/commons/4/4e/Horse_Altai_05.jpg
Date: 2013-06-08 **di:** Alexandr frolov
License: CC BY-SA 4.0
(https://creativecommons.org/licenses/by-sa/4.0)

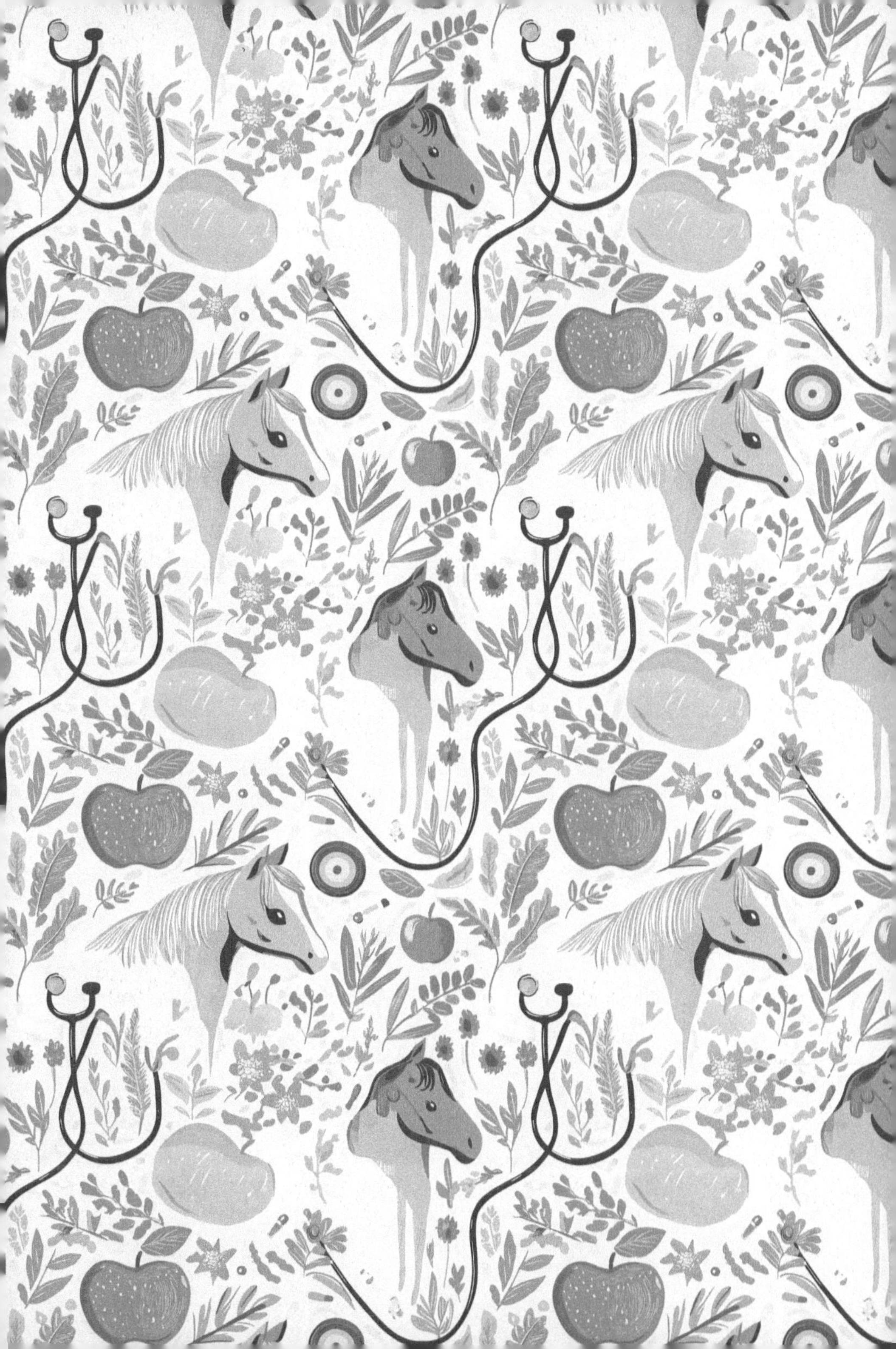